ISABEL
MORELLI

KLEINE PILLE, GROSSE FOLGEN

WIE HORMONE DICH KRANK MACHEN
~
REGENERIEREN UND HORMONFREI VERHÜTEN

Haben Sie Fragen an Isabel Morelli?
Anregungen zum Buch?
Erfahrungen, die Sie mit anderen teilen möchten?

Nutzen Sie unser Internetforum:
www.mankau-verlag.de/forum

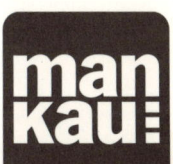

Impressum

Bibliografische Information der Deutschen Nationalbibliothek
Die Deutsche Nationalbibliothek verzeichnet diese Publikation in der
Deutschen Nationalbibliografie; detaillierte bibliografische Daten sind
im Internet über http://dnb.d-nb.de abrufbar.

Isabel Morelli
Kleine Pille, große Folgen
Wie Hormone dich krank machen.
Regenerieren und hormonfrei verhüten
ISBN 978-3-86374-490-8
1. Auflage Oktober 2018

Mankau Verlag GmbH
D-82418 Murnau a. Staffelsee
Im Netz: www.mankau-verlag.de
Internetforum: www.mankau-verlag.de/forum

· Lektorat: Redaktionsbüro Julia Feldbaum, Augsburg
Endkorrektorat: Susanne Langer-Joffroy M. A., Germering
Layout und Satz: Lydia Kühn, Aix-en-Provence, Frankreich
Energ. Beratung: Gerhard Albustin, Raum & Form, Winhöring

Bildnachweis
Alle: © Isabel Morelli

Druck: Druckerei C. H. Beck, Nördlingen

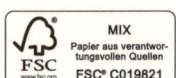

Hinweis für die Leser/innen:
Die Autorin hat bei der Erstellung dieses Buches Informationen und
Ratschläge mit Sorgfalt recherchiert und geprüft, dennoch erfolgen alle
Angaben ohne Gewähr. Verlag und Autorin können keinerlei Haftung
für etwaige Schäden oder Nachteile übernehmen, die sich aus der prak-
tischen Umsetzung der in diesem Buch vorgestellten Anwendungen er-
geben. Bitte suchen Sie bei Erkrankungen einen erfahrenen Arzt oder
Heilpraktiker auf.

INHALT

DIE PILLE ABSETZEN 144

LABORUNTERSUCHUNGEN NACH DEM ABSETZEN 153

HORMONFREIE VERHÜTUNG 158

SCHLUSSWORT 186 · LINKS 186

DANKSAGUNG 187 · BUCHEMPFEHLUNGEN 187

ENDNOTEN 188 · REGISTER 189

EINLEITUNG
· · · · · · · · · · · ·

Jeden Tag schlucken weltweit Millionen Frauen und Mädchen allen Alters die Antibabypille. Seit mittlerweile 57 Jahren sind orale Kontrazeptiva auf dem Markt und in dieser Zeit zum beliebtesten Verhütungsmittel der Welt aufgestiegen.

Noch nie zuvor in der Geschichte der Menschheit haben so viele absolut gesunde Menschen, völlig freiwillig und ohne es weiter zu hinterfragen, dauerhaft ein so starkes Medikament eingenommen.

Bis zur Markteinführung der ersten Antibabypille in Amerika hätte es niemand für möglich gehalten, dass man Medikamente tatsächlich auch an gesunde junge Frauen verkaufen könnte. Ein Jackpot für die Pharmaindustrie. Sie gehörte schon zu den umsatzstärksten Industrien der Welt, als Medikamente noch ausschließlich zur Behandlung von Symptomen und Krankheiten gedacht waren. Doch mit dieser neu entdeckten Zielgruppe gingen die Umsätze natürlich steil nach oben. Bis heute ist die Antibabypille, die übrigens nur in Deutschland einen solch plakativen Namen trägt, weltweit das meist verschriebene Medikament.

Anfangs hatte niemand damit gerechnet, dass dieser Plan aufgehen könnte. Verständlich. Was für ein verrückter Gedanke. Wie sollte man es auch schaffen, dass Frauen auf der ganzen Welt täglich ein Medikament schlucken, dessen Nebenwirkungen im schlimmsten Fall tödlich sind? Eine Pille, die hoch dosierte synthetische Hormone enthält. Eine kleine Tablette, die damals so neu auf dem Markt war, dass man noch gar nicht abschätzen konnte, welche irreversiblen Folgen auf die Nutzerinnen zukommen könnten. Eine Pille, die nicht nur Einfluss auf das Hormonsystem, sondern auch auf den gesamten Körper und die Psyche hat.

Welche Frau wäre schon dazu bereit, solch ein Medikament einzunehmen, und das »nur«, um eine Schwangerschaft zu vermeiden?

Einige Jahrzehnte später war ich eine dieser Frauen! Und da Sie diese Zeilen gerade lesen, werden auch Sie eine dieser Frauen sein. Willkommen im Klub.

Nachdem ich 2010 die Pille abgesetzt hatte, startete meine persönliche gesundheitliche Horrorgeschichte. Das war auch der Zeitpunkt, an dem mein Interesse an der Antibabypille, ihrer Geschichte, der Wirkweise, den Nebenwirkungen und vor allem den damit verbundenen körperlichen Zusammenhängen geweckt wurde. Je mehr ich recherchierte und über dieses oft verharmloste Verhütungsmittel lernte, desto häufiger fragte ich mich:

> *Wie um alles in der Welt ist es möglich, dass dieses*
> *Medikament auch nach so vielen Jahrzehnten*
> *»voller Nebenwirkungen« immer noch so beliebt ist?*
> *Wissen die Frauen eigentlich, was sie seit Jahren schlucken?*

Wahrscheinlich nicht. Denn mittlerweile hat sich die Antibabypille nicht nur zum beliebtesten Verhütungsmittel entwickelt, sondern auch zu einer unheimlich angesagten Lifestyledroge. Gerade junge Mädchen in der Pubertät schwören auf diese »Schönheitspille«. Leichtere Periode, größere Brüste, reinere Haut, vollere Haare, weiblichere Figur, und das alles vereint in einer kleinen, harmlosen Tablette? Klingt nach der optimalen Lösung für alle pubertären Probleme. Was für eine tolle Erfindung!

Doch was ist der Preis für die vermeintlich sichere Verhütung und die optischen Vorteile?

Depressionen, Libidoverlust, Stimmungsschwankungen, Migräne, Schädigungen der Leber, Zysten, Gallensteine, Übelkeit, Schilddrüsenfunktionsstörungen, Magen- und Darmprobleme, um nur einige zu nennen. Im schlimmsten Fall steigt auch noch das Risiko, an bestimmten Krebsarten zu erkranken sowie eine Thrombose oder eine Lungenembolie zu erleiden. Nach so vielen Jahren und der Kenntnis über die Unmengen von Nebenwirkungen und Folgen wird es Zeit, sich zu fragen, ob wir tatsächlich noch bereit sind, diesen Preis zu zahlen!

Diskussionen über Pro und Contra, Studien und Mythen über orale Kontrazeptiva gibt es schon seit der Markteinführung in den 60er-Jahren. Doch es ist leider wirklich nicht einfach, fundierte Informationen zu finden. Tatsächlich wurden mögliche Nebenwirkungen und Folgen der hormonellen Verhütung schon von Beginn an gern verschwiegen, abgestritten, bagatellisiert, geleugnet oder weggelächelt. Um also einen wirklichen Überblick zur Wirkweise der Pille und den eventuellen Beeinträchtigungen der allgemeinen Frauengesundheit, der einzelnen Organe und des Hormonsystems zu bekommen, bedarf es viel Geduld, Literatur und noch mehr Recherche. Mich hat diese Recherche mittlerweile knapp acht Jahre gekostet, in denen ich etliche Fachbücher gelesen, Interviews geführt und viel kompetente Unterstützung von ausgewählten Medizinern bekommen habe. Das Ergebnis findet sich fein säuberlich zusammengefasst in diesem Buch.

Jede Frau sollte die Möglichkeit haben, an alle diese wichtigen Informationen zu gelangen, um sich selbst eine Meinung zu bilden. Das ist die Grundvoraussetzung, um selbstverantwortlich über die Sexualität, Gesundheit und Verhütung entscheiden zu können.

Wissen ist Macht!

DIE GESCHICHTE DER PILLE

In unserer heutigen modernen Welt sprechen wir nur noch selten über die so weit entfernte Vergangenheit. Für die Jüngeren unter uns gehören »Handys«, Telefonzellen und Röhrenfernsehgeräte schon zur Steinzeit. Der einzige, meist unfreiwillige Kontakt mit der menschlichen Geschichte passiert in der Schule. Doch auch wenn man im Geschichtsunterricht viel über Steinzeit, Antike, Königreiche, Kriege und den Mauerfall lernt, bleibt ein Thema leider immer im Verborgenen: die Geschichte der Verhütung.

Emanzipation oder der Untergang der Frauengesundheit?

Tatsächlich versuchten Menschen schon seit dem Urknall, ungewollten Schwangerschaften den Kampf anzusagen. Dabei entstanden sehr abenteuerliche Theorien, und man griff zu heute unvorstellbaren Hilfsmitteln. Beispielsweise verwendeten die Damen zu Casanovas Zeiten im 18. Jahrhundert eine halbe ausgepresste Zitrone als eine Art antikes Diaphragma. Das Zitronen-Diaphragma wurde vaginal eingeführt und vor dem Muttermund platziert. So hoffte man einerseits, den Spermien durch die Säure den Garaus machen zu können und andererseits, den »überlebenden« den Weg zur Eizelle zu versperren.

Kondome bestanden früher zuerst aus kratziger Baumwolle und anschließend aus dem Blinddarm von Lämmern oder auch der Blase von Fischen. Es gab auch eine Zeit, in der sich Frauen vor dem Sex Krokodil- oder Elefantenkot einführten. Auch bei dieser Variante ging Frau davon aus, dass der Kot eine spermientötende Wirkung hat und zusätzlich den Muttermund bedeckt. Diese kreativen, aber wenig wirksamen Verhütungsmethoden verschwanden mit der Zeit und machten Platz für Innovationen.

Mit der Erfindung der Spirale, der richtigen Latexkondome und der Diaphragmen hatte man zwar schon einen großen Sprung gemacht, doch auch diese Methoden waren damals noch nicht so sicher wie heute. Ganz besonders das Einsetzen von Spiralen war früher ein echtes Problem. Im Gegensatz zu den vielen verschiedenen Exemplaren in allen möglichen Formen und Größen, die uns heute zur Verfügung stehen, gab es damals nur eine Spirale. Diese musste »blind« eingesetzt werden, da es natürlich noch keinen Ultraschall gab und auch sonst keine Möglichkeiten, eine Gebärmutter richtig auszumessen. Komplikationen, Entzündungen, Schmerzen und schlimme Nebenwirkungen waren die Folge.

Erschwerend kam hinzu, dass Empfängnisregelung und Sexualität absolute Tabuthemen waren. Heute ist es kaum vorstellbar, aber in der damals sehr konservativen Zeit war es verboten, Verhütungsmittel öffentlich zugänglich zu machen.

Ebenfalls gesetzlich verboten waren Pornografie, die offene Kommunikation über Sexualität und auch das Verbreiten von Informationen über Verhütung. Selbst Kondome gab es lange Zeit nur auf Rezept in Apotheken oder auf dem Schwarzmarkt. Leider war auch das Wissen um den weiblichen Zyklus und die Fruchtbarkeit noch nicht so ausgereift wie heute, denn auch die sehr sichere und natürliche symptothermale Methode gab es damals noch nicht. Frauen wussten nicht, wann sie fruchtbar sind und wann nicht. So versuchte man, sich anders zu helfen. Neben den nur schwer zu ergatternden Kondomen und Diaphragmen war es für Frauen ganz normal, sich nach dem Geschlechtsverkehr die Scheide auszuspülen, häufig zu niesen oder auf und ab zu springen, um die Spermien wieder auszuscheiden. Selbstverständlich führten diese unzuverlässigen Versuche, die kleinen flinken Spermien von der Eizelle fernzuhalten, nicht zum Erfolg. Im Gegenteil: Es führte zu Babys. Zu vielen Babys.

Kämpferin für sexuelle Befreiung: Margaret Sanger

Tatsächlich war es eine Frau, die sich vorgenommen hatte, für dieses Problem eine Lösung zu finden. Margaret Sanger. Eine Feministin, Aktivistin und Menschenrechtlerin, die über die amerikanischen Landesgrenzen hinaus polarisierte. Sie ist der Hauptgrund dafür, dass die Empfängnisregelung in den USA in allen Facetten enttabuisiert, legalisiert und für jede Frau zugänglich wurde.

Margaret Sanger wurde im September 1879 geboren und wuchs somit in einer Zeit auf, in der es weder zugängliche und sichere Verhütung noch die Möglichkeit einer legalen Abtreibung gab. Schwangerschaften und Geburten waren damals eine sehr gefährliche Angelegenheit.

Natürlich war die Medizin noch nicht so weit wie heute. Es gab auch keine Betreuung während der Schwangerschaft durch Hebammen und Ärzte, wie wir es heute kennen. Gestosen (Schwangerschaftserkrankungen unklarer Ursache) mit Symptomen wie z. B. Bluthochdruck, Eiweiß- und Wassereinlagerungen, Leber- und Nierenfunktionsstörungen, aber auch Anämien waren relativ häufig anzutreffen. Hausgeburten waren die Normalität, und man hatte Glück, wenn man eine erfahrene Hebamme erwischte, denn Ärzte waren damals zwar in der Theorie einigermaßen gut ausgebildet, hatten aber von der Praxis wenig Ahnung. Tatsächlich waren sie den Hebammen, die meist über langjährige Erfahrung verfügten, in

Sachen Geburtshilfe deutlich unterlegen. Das war auch der Grund, warum Ärzte bei Hausgeburten gar nicht gern gesehen waren und nur im absoluten Notfall geholt wurden. Notfälle waren dann z. B. unstillbare Blutungen, Eklampsie (Krampfanfälle und/oder mit Bewusstlosigkeit, Koma) oder auch ein durch Rachitis (aufgrund von Vitamin-C-Mangel) verformtes, zu enges Becken. Oft lagen Frauen auch schon tagelang in den Wehen, das Kind war längst nicht mehr am Leben, und dem Arzt blieb leider nichts anderes übrig, als das Kind zu zerstückeln, um es aus dem Mutterleib zu holen, um so wenigstens die Mutter zu retten. Auch das Wochenbettfieber war damals noch sehr verbreitet und führte fast immer zum Tod. Bei dieser Infektionskrankheit – auch Kindbettfieber genannt – handelt es sich um eine Blutvergiftung aufgrund mangelnder Hygiene.

Ein weiteres häufiges Problem waren Vielgebärende. Durch die unzureichenden Verhütungsmöglichkeiten wurden Frauen während ihrer gebärfähigen Zeit immer wieder schwanger und bekamen dementsprechend viele Kinder, wenn sie sie nicht durch Fehlgeburten verloren. Der dadurch überbeanspruchte Frauenkörper hatte dann oft geburtstechnisch große Probleme. Oft lag auch schon in der Schwangerschaft eine Plazentainsuffizienz vor, wodurch das Ungeborene nicht mehr adäquat mit Sauerstoff und Nährstoffen versorgt werden konnte.

Margaret Sangers Mutter überstand ganze 18 Schwangerschaften, davon leider nur elf Lebendgeburten, bevor sie im jungen Alter von nur 49 Jahren starb. Angetrieben von der dramatischen Geschichte ihrer Mutter und dem Willen, etwas an dieser Situation zu ändern, wurde Margaret Krankenschwester. Sie arbeitete viele Jahre in Krankenhäusern und fokussierte sich auf Schwangerschafts- und Geburtshilfe. Während ihrer Tätigkeit war sie viele Jahre mit dem Leid, dem Elend und der Hilflosigkeit vieler Frauen konfrontiert. So fasste sie endgültig den Beschluss, etwas zu verändern.

Margarets Ziel war es, Informationen über verschiedene, damals auf Grund der verbotenen offenen Kommunikation noch eher unbekannte Methoden zur gezielten Empfängnisregelung zu verbreiten. So würde die Wahrscheinlichkeit, ungewollt schwanger zu werden, wenigstens um einen kleinen Teil sinken.

1912 startete Margaret, mittlerweile Mutter von drei Kindern, eine verbotene Kolumne über die »Verhütung unerwünschter Schwangerschaften« in einer New Yorker Zeitung, die sich aufgrund der rechtlichen Lage nicht lange hielt. Doch das brachte die Feministin nicht von ihrem Plan ab, denn es war erst der Anfang. Bevor Margaret in den 1950er-Jahren die ersten Schritte in Richtung Antibabypille machte, leistete sie Enormes für die Frauenwelt. Ihre Biografie füllt ganze Bücher, und es fällt mir wirklich schwer, mit diesen wenigen Zeilen ihrem Kampf für Emanzipation und das weibliche Recht am eigenen Körper gerecht zu werden. Nachdem ihre Kolumne gestrichen wurde, veröffentlichte sie mit ihrem Mann eine Broschüre namens »Family Limitation«. In diesem knapp 16 Seiten umfassenden Heftchen erklärte sie unter anderem, wie Frauen nach dem Akt eine Scheidenspülung vornehmen können, informierte über den damals für Männer als gesundheitsgefährdend geltenden Coitus interruptus und beschrieb, wie Kondome »richtig« für die Wiederverwendung ausgespült und getrocknet werden müssen. Ja, Kondome hingen damals noch auf Wäscheleinen. Auch mit dieser Broschüre riskierte Sanger eine Haftstrafe, denn in Amerika war die Weitergabe von Verhütungsinformationen wegen Unanständigkeit verboten.

Zwei Jahre später legte Margaret mit der Gründung von »The Woman Rebel«, einem monatlichen Rundbrief mit Informationen zu Frauenhygiene und Verhütung, nach. Darin propagierte sie erneut das Recht der Frau auf ihren eigenen Körper. Diesmal ließ der Haftbefehl allerdings nicht lange auf sich warten, woraufhin die rebellische Feministin nach Europa flüchtete.

In ihrer Abwesenheit wurde Margaret eine überaus bekannte und respektierte Persönlichkeit. Ihre Geschichte, ihr Ziel und ihr Kampf brachten der Aktivistin viel Sympathie ein. Als sie nach einem Jahr nach New York zurückkam, um sich ihrer ersten von insgesamt acht noch folgenden Anklagen zu stellen, waren viele Menschen im Big Apple auf ihrer Seite und protestierten für ihre Freilassung. Mit Erfolg. Die Anklage wurde wegen des öffentlichen Drucks fallen gelassen. Von dem Triumph beflügelt und wegen der großen Nachfrage, begann sie nun, auch öffentliche Vorträge über Geburtenkontrolle zu halten, um ihr Wissen weiterzugeben.

Eine Klinik für alle

1916 strebte Margaret Sanger wieder nach etwas Größerem. Etwas, mit dem sie dem weiblichen Geschlecht noch mehr helfen könnte. Gemeinsam mit ihrer Schwester Ethel eröffnete sie die erste US-amerikanische Klinik für Geburtenkontrolle. Da es solch eine Einrichtung noch nicht gab und die beiden Schwestern nicht abschätzen konnten, ob sich tatsächlich Patientinnen finden würden, verteilten sie in den Tagen vor der Eröffnung Flyer an alle Haushalte in der näheren Umgebung. Die Flugblätter waren plakativ, provokativ und mit folgender Botschaft auf englisch, italienisch und jiddisch:

MÜTTER! KÖNNT IHR EUCH EINE GROSSE FAMILIE LEISTEN?
WOLLT IHR NOCH MEHR KINDER KRIEGEN?
WENN NICHT, WIESO KRIEGT IHR SIE DANN?
NICHT TÖTEN, NICHT LEBEN VERWEIGERN,
SONDERN VERHÜTEN!
AUSGEBILDETE KRANKENSCHWESTERN
INFORMIEREN SICHER UND GEFAHRLOS ...
SAG ES DEINEN FREUNDINNEN UND NACHBARINNEN.
ALLE MÜTTER WILLKOMMEN.[1]

Margaret und Ethel waren sich trotz der Werbung sehr unsicher, ob am Tag der Eröffnung auch nur eine Frau zu ihnen finden würde. Zu groß könnte die Angst der Frauen sein, mit dem Besuch der Klinik das Gesetz zu brechen. Doch ganz offensichtlich war die Angst vor einer erneuten Schwangerschaft noch viel größer. Der Andrang, den die beiden Schwestern am Morgen des 16. Oktober 1916 beim Öffnen der Klinik vorfanden, übertraf jede Erwartung. Margaret Sanger erinnert sich an diesen bedeutsamen Tag auch in ihren Memoiren.[2] Dort schreibt sie von den unendlich langen Schlangen von Frauen auf der Straße, die viele Stunden draußen in der Kälte standen, um endlich in die Praxis zu gelangen. Unter ihnen waren Protestantinnen, Jüdinnen und überraschenderweise auch eine Menge Katholikinnen. Ab dem Tag der Eröffnung war die Klinik jeden Tag überfüllt. Patientinnen kamen aus ganz Amerika, um das »Geheimnis« zu erfahren. Das Geheimnis, dass es ihnen ermöglichte, nicht noch mehr Kinder auf die Welt bringen zu müssen.

Doch bereits nach neun Tagen wurde Margaret Sanger wieder ein Strich durch die Rechnung gemacht. Die Klinik wurde von Polizisten gestürmt, die wartenden Frauen wie Schwerverbrecher behandelt, Margaret und ihre Schwester verhaftet und abgeführt. Während der Razzia wurden alle Kondome, Pessare, Diaphragmen und alle Informationsbroschüren konfisziert. Erneut landeten die Schwestern hinter Gittern. Die Anklage der Staatsanwaltschaft lautete »Illegale Verbreitung von Informationen zur Empfängnisverhütung«. Eine Kollegin und Freundin der beiden wurde ebenfalls angeklagt. Sie musste sich wegen dem »Vertrieb obszöner Literatur und öffentlicher Propaganda für Geburtenkontrolle« verantworten.

Legalität für Verhütung

Doch der Fall von Margaret und ihrer Schwester sollte ein Präzedenzfall werden, denn tatsächlich wurden sie nicht nur freigesprochen, sondern ebneten auch den Weg für die legale Aufklärung zur Empfängnisverhütung. Der Richter fand nämlich eine Ausnahmeregelung für den Paragrafen, der die Verhütung bisher verboten hatte. Laut dieser Ausnahme, die zugegeben schon sehr weit ausgelegt war, wurde Ärzten erlaubt, Beratung zur Empfängnisregelung zu geben und Verhütungsmittel zu verschreiben, wenn dadurch Krankheiten vorgebeugt oder Beschwerden geheilt werden könnten. Natürlich traf diese Ausnahmeregelung nicht auf Schwangerschaften zu, denn eine Schwangerschaft ist schließlich keine Krankheit. Der Richter bezog sich aber listigerweise mehr auf die festgelegte Definition des Wortes Krankheit. Demnach war Krankheit eine »Veränderung im Zustand des Körpers oder seiner Organe, welche die Ausübung der Lebensfunktionen stört oder unterbricht und Schmerz und Leid zu verursachen droht: Leiden, Übel, Störung«. Demzufolge war eine Schwangerschaft also doch als Krankheit anzusehen. Dieser Präzedenzfall von Margaret und Ether war ein Befreiungsschlag für die Verhütung und ein wichtiger Schritt in die richtige Richtung.

Ab diesem Zeitpunkt war die Mutter aller Feministinnen nicht mehr zu stoppen. In den nächsten Jahren gründete sie in Amerika verschiedene Organisationen und Vereine zur Aufklärung von Verhütungsthemen und setzte sich damit für die Legalisierung der Empfängnisregelung ein. Zu den Vereinen gehörten unter anderem die »American Birth Control League«, das »Committee on Federal Legislation for Birth Control«, das »Birth Control International Information Center« und auch der Vorreiter für das heute uns allen bekannte ProFamilia, damals unter dem Namen »International Planned Parenthood Federation«.

Margaret Sanger eröffnete die erste legale Klinik für Geburtenkontrolle und leistete Mithilfe an der ersten Weltverhütungskonferenz in Genf. Sie schaffte Großartiges!

Doch trotz allem, was sie in ihrem Leben schon erreicht hatte und wie vielen Frauen sie hatte helfen können, es war ihr noch nicht genug. Margaret klärte zwar auf und half, so gut sie konnte, aber mit den damals unsicheren Methoden waren auch ihr ab einem gewissen Punkt die Hände gebunden. Sie wünschte sich »Verhütung, die man schlucken kann wie Aspirin«.

Die erste Pille

1951 war es dann soweit. Die mittlerweile 72-jährige Feministin holte sich für ihre Vision Unterstützung aus der Wissenschaft. Gregory Pincus war Biologe und Wissenschaftler. Er beschäftigte sich eigentlich mit der Fruchtbarkeit der Frau. Ihm war es als Erstem gelungen, ein Kaninchen künstlich zu befruchten.[3] Da Fruchtbarkeit und Verhütung sehr nah beieinanderliegen, war er der richtige Mann für diesen Job. Pincus kannte sich aus und forschte schon länger an den Wirkungen von dem für die Pille so wichtigen Hormon Progesteron. Ihn hatte Sanger mit ihrer Idee der verhütenden Pille sofort mit an Bord. Allerdings brauchten die beiden für die anstehenden Forschungen noch das nötige Budget. Hier kommt die zweite Frau ins Spiel: Cathrin McCormeg, eine sehr gut betuchte Biologin und großer Fan von Margarets Arbeit. Auch Cathrin hatte ihre eigene Leidensgeschichte, die sie zu einer absoluten Befürworterin der sicheren und legalen Verhütung machte. Ihr Mann erkrankte nach ihrer Hochzeit an Schizophrenie, weshalb sie keine Kinder mit ihm bekommen wollte und daher sehr großen Wert auf sichere Empfängnisregelung legte. Mit ihrem Investment konnten die ersten Forschungen beginnen. Tatsächlich gelang es Pincus nach einiger Zeit, eine hormonelle Verhütung auf Progesteronbasis zu entwickeln. Der erste Versuch erfolgte noch in Form einer täglichen Injektion, da ihm ein Progesteronwirkstoff in Tablettenform fehlte. Glücklicherweise hatte ein weiterer Wissenschaftler, Charles

Djegassi, diese Form von synthetischem Progesteron schon erfolgreich hergestellt.[4] Mithilfe der Progesteronnachbildung Norethisteron konnte Pincus dann die erste Antibabypille herstellen. Nach den erfolgreichen Tierversuchen war die Pille bereit für die ersten klinischen Studien. An diesem Punkt standen Sanger, McCormeg und Pincus aber vor ihrem nächsten Problem: Keiner von ihnen war Arzt und daher auch nicht berechtigt, Versuche an Menschen durchzuführen. Gemeinsam wandten sie sich mit ihrem Vorhaben an den Gynäkologen und Fertilitätsspezialisten Dr. John Rock. Mit seiner Hilfe konnte die erste klinische Studie in den Armenvierteln Puerto Ricos stattfinden. Bis heute ist nicht ganz klar, wie viele Frauen an dieser Studie teilnahmen. Einige Quellen sprechen von 100 Frauen, andere von über 500 Probandinnen. Sicher ist aber, dass sie die Antibabypille ohne Aufklärung über mögliche Risiken und Nebenwirkungen einnahmen. Auch Ärzte und Studienleitung wussten nicht, was passieren würde. Laut den Ergebnissen dieses neunmonatigen Testlaufs stoppte die neu entwickelte Pille bei korrekter Anwendung zu 100 Prozent den Eisprung und machte somit über die Dauer der Einnahme unfruchtbar. Das erste orale Kontrazeptivum war geboren, theoretisch zumindest.

Zugelassen wurde die Pille 1957 unter dem Namen
»Enovid« als Medikament zur Behandlung
von Menstruationsschmerzen. Die verhütende Wirkung stand
nur im Kleingedruckten auf der Rückseite der Packung.

Doch diese »Nebenwirkung« der neuen Pille machte schnell die Runde, und wie durch ein Wunder bekamen innerhalb der ersten zwei Jahre bereits über eine halbe Million Amerikanerinnen plötzlich »Menstruationsschmerzen«. Anhand dieser beeindruckenden Verkaufszahlen erkannte man schnell den Marktwert. Enovid war ein potenzieller Money-Maker und wurde schließlich am 11. Mai

1960 als Verhütungsmittel zugelassen. Nur fünf Jahre später gab es allein in Amerika sechs Millionen Nutzerinnen.[5]

Diese Erfindung veränderte alles. Frauen hatten ihre Fruchtbarkeit das erste Mal in der Hand, konnten selbstbestimmt leben, Sex genießen. Durch die neu erlangte Kontrolle und damit einhergehende Freiheit war es ihnen erstmals möglich, zu studieren, eine Karriere anzustreben und ein Leben abseits der Hausfrau- und Mutterrolle zu leben. Die Antibabypille war ein Befreiungsschlag für die Frauenwelt und der erste wichtige Schritt in der Emanzipationsentwicklung.

Margaret Sanger hatte ihr Ziel erreicht. Bis zu ihrem Tod 1967 reiste sie durch die ganze Welt und berichtete über die grandiosen Erfolge der Antibabypille. Das war ihr Lebenswerk.

Pionierinnen und Pioniere auch in Europa

Auch bei uns in Europa gab es Frauen wie Margaret Sanger. Großartige Feministinnen, die sich nicht nur für die Gleichstellung von Mann und Frau einsetzten, sondern auch Informationen über Verhütungsmittel forderten, deren öffentlichen Zugang und für die Streichung des § 218 kämpften.

Marie Stritt

Marie Stritt (1855–1928) war eine gebildete Tochter aus gutem Hause und sozialpolitisch sehr engagiert. In Vorträgen, Aktionen und Aufrufen forderte sie die Gleichstellung von Mann und Frau. Ihre große Empörung über diese rechtliche Ungleichheit brachte sie 1894 dazu, den ersten deutschen Rechtsschutzverein für Frauen in

Dresden zu gründen. Hier wurden Frauen kostenlos beraten und erhielten rechtliche Unterstützung in Fragen von Scheidung, Gerichtsverfahren, Berufstätigkeit, Sorgerecht, Verwaltung des eigenen Vermögens usw.

Ein großer Teil der Hilfe suchenden Frauen waren schwangere, sitzen gelassene Kellnerinnen und Dienstmädchen. Das war mit ein Grund, warum sich Marie Stritt auch für die Streichung des § 218 stark machte. Sie vermittelte oft zwischen den verschiedenen Frauenorganisationen, war Vorsitzende des Bundes Deutscher Frauenvereine, dann Vorsitzende des deutschen Verbandes für Frauenstimmrecht und später Stadträtin in Dresden.

Aletta Jacobs

Aletta Jacobs (1854–1929) war die erste Frau in den Niederlanden, die als Ärztin eine Zulassung erhielt. 1879 war sie als Hausärztin in Amsterdam tätig. Schon während ihrer Ausbildung in einem Krankenhaus in Amsterdam wurde sie tagtäglich mit den katastrophalen Auswirkungen von häufigen Schwangerschaften konfrontiert und erlebte hautnah, was das mit Frauenkörpern machte. Nach vielen Gesprächen mit den betroffenen Frauen wurde ihr klar, dass weitere Schwangerschaften nicht verhindert werden können, wenn als Verhütungsmöglichkeit lediglich die Enthaltsamkeit zur Verfügung steht. Hier musste sie etwas tun, etwas verändern und suchte lange Zeit nach einer Lösung.

Dann erweckte ein Artikel des Flensburger Arztes Dr. Wilhelm Mensinga (1836–1910) Alettas großes Interesse. Auch er hatte beobachtet, wie sehr Frauen, besonderes die aus ärmeren Verhältnissen, langsam zugrunde gingen. Nicht nur, weil der Körper mit den vielen Schwangerschaften einfach überfordert war, sondern auch, weil die Frauen gar nicht wussten, wie sie die vielen Kinder satt bekommen sollten. Auch er wollte diesen Zustand ändern.

Nach vielen Versuchen entwickelte er das erste Pessar, das sogenannte Occlusiv-Pessar. Das war eine Gummikappe mit einem fe-
dernden Rand, die durch die Scheide eingeführt und vor dem Muttermund platziert wurde und so Schwangerschaften verhinderte.
Aletta Jacobs testete diese neue Verhütungsmethode erfolgreich
bei einigen ihrer Patientinnen und bot das Occlusiv-Pessar nach
Dr. Mensinga dann 1881 allgemein an.

Allerdings hatte sie nicht mit den heftigen Reaktionen der medizinischen Fachwelt gerechnet, die daraufhin folgten. Aletta hatte
zwar keine große Unterstützung der ärztlichen Kollegen erwartet,
aber über den Zorn, der ihr da entgegenkam, war sie doch sehr er-
staunt. Sie hatte scheinbar die Wut der ganzen medizinischen Fachwelt auf sich gezogen. Man riet ihr sogar dazu, ihre Aktion sofort
öffentlich zu bereuen und einzustellen. Das tat sie natürlich nicht,
auch wenn sie moralische Zweifel plagten. Schließlich wollte sie nie-
manden zum Seitensprung animieren oder aber daran schuld sein,
dass die wirtschaftliche Stellung ihres Landes durch eine sinkende
Geburtsrate bedroht würde. Doch dann wurde ihr klar, dass ein
Kinderwunsch für die meisten Frauen so groß ist, dass sie niemals
darauf verzichten würden.

Die Unehrlichkeit ihrer Kritiker machte Aletta Jacobs besonders zu schaffen. Gynäkologen und Geburtshelfer griffen sie öffentlich am meisten an, kamen aber dann heimlich zu ihr, um sich
die Verhütungsmethoden genau erklären zu lassen. Sogar Priester
schickten ihre Frauen zu ihr, um sich in die Methoden der Familienplanung unterweisen zu lassen, schimpften aber von der Kirchen-
kanzel aus gegen diese neue Art der Verhütung. Nicht zu vergessen
die Damen der feinen Gesellschaft, die noch beim Kaffeekränzchen
schlecht über die neue Verhütungsmethode redeten, sie aber allzu
gern selbst anwandten.

Aletta Jacobs war nicht nur Ärztin, sie kämpfte auch für die Einführung des Frauenwahlrechts. Zu sehr ärgerte sie sich darüber,

dass sie als Ärztin zwar Steuern zahlen musste, politisch jedoch keine Stimme hatte. Sie half ebenso dabei, die landesweite »Vereinigung für Frauenwahlrecht« zu gründen, deren Vorsitzende sie dann auch war.

Seit 1990 wird alle zwei Jahre der Aletta-Jacobs-Preis von der Universität Groningen an eine Akademikerin verliehen, die eine entscheidende Rolle in der Frauenemanzipation spielt und damit eine Vorbildfunktion für andere Frauen hat.

Hermine Heusler-Edenhuizen

Hermine Heusler-Edenhuizen (1872–1955) war die erste offiziell anerkannte Fachärztin für Frauenheilkunde und Geburtshilfe in Deutschland mit Praxis in Berlin.

In den 20er-Jahren prangerte sie an, dass der § 218 immer nur die Mütter und vielleicht auch noch die Ärzte bestrafen würde, nicht aber die Väter, die ihre Frauen zur Abtreibung zwangen. In einer Petition, die sie gemeinsam mit anderen Ärztinnen im Reichstag einreichte, forderte sie nicht nur die Streichung des § 218, sondern auch ein besonderes Gesetz. Dieses sollte unter der Mitarbeit von Frauen entstehen und folgende fünf Punkte enthalten:

1. Die breite Masse soll über alle Fragen des Sexuallebens und über die Schwangerschaftsverhütung aufgeklärt werden.
2. Staatlich geprüfte und als unbedenklich eingestufte Verhütungsmittel sollen bekannt gemacht und im freien Handel verkauft werden.
3. Verhütungsmittel sollen kostenlos durch Krankenkassen und Fürsorgeverbände an die Versicherten und an Unbemittelte abgegeben werden (zu der Zeit waren Verhütungsmittel noch gänzlich verboten).
4. Schwangerschaftsabbrüche sollen nur mit der Zustimmung der Schwangeren und nur durch einen approbierten Arzt zugelassen

werden, zu einer festen Höchstgebühr bzw. kostenlos für Versicherte und Unbemittelte.

5. Für Mutter und Kind sollen künftig umfassende Fürsorgemaßnahmen ergriffen werden.

Doch so schön der Versuch auch war, die Nazizeit machte diese gesellschaftspolitischen Fortschritte direkt wieder zunichte. Schlimmer noch: Ab den 30er-Jahren wurden Schwangerschaftsabbrüche sogar für die nationalsozialistische Rassen- und Bevölkerungspolitik missbraucht.

Hermine Heusler-Edenhuizen engagierte sich außerdem für die schmerzfreie Geburt, bekämpfte erfolgreich das Kindbettfieber und hielt Vorträge über sexuelle Aufklärung. Als 1. Vorsitzende des »Bundes Deutscher Ärztinnen« kämpfte sie weiterhin für die Abschaffung des Abtreibungsparagrafen 218.

Else Kienle

Eine weitere Kämpferin für Frauenrechte und Geburtenkontrolle war die Stuttgarter Ärztin Else Kienle (1900–1970). Wie die meisten hielt sie den »Gebärzwang« in der damaligen Zeit mit ihrer massiven Arbeitslosigkeit für unverantwortlich. Als Fachärztin für Haut-, Harn- und Beinleiden sowie Kosmetik führte sie in ihrer kleinen Klinik wiederherstellungschirurgische Operationen durch und behandelte Frauen, die ungewollt schwanger waren.

Nachdem sie im Dezember 1930 anonym angezeigt wurde, nahm man sie und ihren Kollegen, den Arzt und Schriftsteller Dr. Friedrich Wolf, im Februar 1931 wegen des Verdachts, gewerbliche Schwangerschaftsabbrüche durchzuführen, in Haft. Das Gericht bezweifelte die erlaubte medizinische Indikation für die durchgeführten Abbrüche. Als Else Kienle nach sechs Wochen Haft und ohne Prozess wieder entlassen wurde, schlossen sich beide einer Volksbewegung gegen den § 218 an. An deren Spitze organisierten sie viele

Veranstaltungen, unter anderem eine Kundgebung im April 1931 im Berliner Sportpalast, bei der sie vor 10 000 Besuchern sprach.

Else Kienle eröffnete dann in Frankfurt am Main eine neue Praxis, kämpfte nach wie vor gegen den § 218 und führte weiterhin Schwangerschaftsabbrüche durch. Nach der nationalsozialistischen Machtergreifung ging sie nach Amerika und war dort in der plastischen Chirurgie tätig.

Es waren aber nicht nur Frauen, die sich in Deutschland für Frauenrechte und Verhütung eingesetzt haben, sondern auch Männer.

Ernst Gräfenberg

Ernst Gräfenberg (1881–1957) studierte in Göttingen und München Medizin und arbeitete dann an der Universitätsfrauenklinik Kiel. Hier veröffentlichte er unter anderem Arbeiten über die Einnistung der Eizelle. Im Jahr 1910 wechselte er in ein Berliner Krankenhaus und war dort als Chefarzt der gynäkologisch-geburtsbehilflichen Abteilung tätig.

Ende der 20er-Jahre behandelte er in seiner gynäkologischen Praxis am Kurfürstendamm die Ehefrauen von Diplomaten, Geschäftsleuten und sogar die Prominenz aus der Berliner Opernszene. Dort führte er auch Schwangerschaftsabbrüche durch und machte dabei keinen Unterschied, ob die Frauen arm oder reich waren. Hatte die Schwangere keine finanziellen Mittel, machte er den Eingriff umsonst.

Schon zu Beginn der 1920er-Jahre experimentierte Ernst Gräfenberg mit einer intrauterinen Einlage aus Seide. Schon 1929 konnte er die ersten Studienergebnisse mit dem Seidenring präsentieren: Von 1100 Frauen wurden nur drei Prozent schwanger. Als er ein Jahr später mit Silberdraht umwickelte Ringe testete, waren die Ergebnisse noch besser, jetzt waren es nur noch 1,6 Prozent.

Vermutlich trug der Kupferanteil in dem Silberdraht viel zum besseren Ergebnis bei.

Da Gräfenberg Jude war, wurde er 1933 seiner Position enthoben. Ein paar Jahre später wurde ihm sogar sein Doktortitel aberkannt. Wegen angeblichem Devisen- und Briefmarkenschmuggel kam er für drei Jahre ins Zuchthaus und musste knapp 200 000 Reichsmark Strafe zahlen. Nur durch den Verkauf seines Eigentums und die Unterstützung seiner in- und ausländischen Freunde, die für ihn ein hohes Lösegeld zahlten (vor allem Margaret Sanger!), konnte er nach seiner Entlassung im Jahr 1940 über Sibirien und Japan nach Amerika emigrieren.

Dort forschte er über die erogenen Zonen der Frau (seither als G-Punkt bekannt) und die weibliche Ejakulation. Außerdem entwickelte er den ersten Eisprungtest und gab Publikationen über die Anwendung von Zervikalkappen und Diaphragmen heraus. Bis zu seinem Tod war er im »Margaret-Sanger-Research Bureau« tätig.

Der Gräfenberg-Ring fand noch bis in die 60er-Jahre Verwendung, dann wurde er von Kunststoffpessaren abgelöst. Im Fernen Osten sind heute noch Gräfenberg-Ringe in Gebrauch.

Hans Lehfeldt

Hans Lehfeldt (1899–1993) studierte Medizin in Berlin und München und spezialisierte sich auf Gynäkologie und Geburtshilfe. 1928 hospitierte er bei Ernst Gräfenberg. Hans Lehfeldt war stark von Margaret Sanger beeinflusst, deren Vorträge über Verhütungsmittel er gehört hatte, als diese in Europa gewesen war. Auch er kämpfte für eine Aufhebung des § 218.

Obwohl ihm die Behörden Einschränkungen auferlegten, gründete Lehfeldt im Jahr 1930 mit Kollegen eine Ehe- und Sexualberatungsstelle in Berlin, deren Leiter er war. Hier erhielt man auch Informationen über Verhütung und die Unterweisung von Pessaren.

Allerdings hatten die Nationalsozialisten, die 1933 an die Macht kamen, keinerlei Interesse an Verhütung, ganz im Gegenteil, denn neue Soldaten brauchte das Land. Deshalb wurden alle Beratungsstellen geschlossen, und so blieb auch der Zugang zu Verhütungsinformationen, Verhütungsmitteln und Schwangerschaftsabbrüchen versperrt.

Als Jude war auch Lehfeldt in Gefahr und musste deshalb 1934 Deutschland verlassen. In Amerika wurde er bereits ein Jahr später wieder als Arzt mit einer Praxis für Gynäkologie und Geburtshilfe in New Yorks Park Avenue tätig, die er bis 1991 betrieb. Hans Lehfeldt war auch viele Jahre an der New York University's »School of Medicine« tätig und übernahm im Jahr 1958 die Klinik für Familienplanung am Bellevue Hospital Center. Lehfeldt hatte großen Anteil daran, dass der Supreme Court (der oberste Gerichtshof der Vereinigten Staaten) im Jahr 1973 Schwangerschaftsabbrüche legalisierte.

Es gibt natürlich viele weitere Pionierinnen und Pioniere, die es wert gewesen wären, über sie, ihren Kampf, ihre Bemühungen und ihr Leben zu berichten. Allerdings würde das den Inhalt dieses Buches sprengen.

Die Schattenseiten der Erfolgsgeschichte

Ja, die Erfindung der Pille war insbesondere in der damaligen Zeit sehr wichtig. Es gab keine anderen sicheren Alternativen, Schwangerschaften waren gefährlich und Abtreibungen illegal. Frauen brauchten endlich eine Lösung. Ich möchte die Wichtigkeit, den Nutzen und auch den Mehrwert der Erfindung oraler Kontrazeptiva keinesfalls leugnen oder schmälern, doch es gab eben auch die andere Seite der Medaille, und bei der Betrachtung der Pillenthematik darf man diese Schattenseiten nicht außer Acht lassen. Speziell im Bezug auf die heutige Situation sind sie enorm wichtig, denn neben dem Mehrwert der sicheren Verhütung gab es auch damals schon viele Nebenwirkungen und schwerwiegende Folgen.

Tatsächlich war ein Großteil der möglichen Begleitsymptome, die während der Einnahme der neuen Wunderpille eintreten könnten, bereits seit der ersten klinischen Studie bekannt. Während der neunmonatigen Versuchsphase in Puerto Rico klagten viele Probandinnen unter anderem über Übelkeit, Erbrechen, Benommenheit, Schwindel, Kopf- und Bauchschmerzen, drei Frauen starben.[6]

Der Zusammenhang zwischen dem Medikament und den drei toten Frauen wurde abgestritten und nicht weiter untersucht. Es gab also keine Autopsie. Auch die Nebenwirkungen der anderen Teilnehmerinnen wurden nicht ernst genommen.

Laut Gregory Pincus und Dr. John Rock waren diese Symptome ein Problem der Frauen und keins der Pille, ihr Medikament könnte solche Beschwerden nicht hervorrufen. Selbst die Studienleitung in Puerto Rico war zwar der Meinung, dass das neue Medikament verhütend wirkt und somit den eigentlichen »Test« bestand, jedoch zu viele heftige Nebenwirkungen hätte, um auf den Markt zu kommen. Diese Tatsache wurde ignoriert, die Beschwerden auf die Frauen geschoben und die Diskussion beendet. Heute kaum vorstellbar, dass ein solches Medikament trotz aller Widrigkeiten zugelassen wurde. Noch viel weniger verständlich ist der Fakt, dass es bis 1970 keinen Beipackzettel mit der Auflistung möglicher Risiken und Nebenwirkungen gab. Ende der 60er-Jahre beschwerten sich immer mehr Frauen bei ihren Ärzten, weil sie die Beschwerden nicht mehr ertragen konnten. Doch die Ärzte waren ratlos. Selbst die Mediziner wussten nicht, ob es zwischen den Symptomen und der Pille einen

Zusammenhang geben könnte. Über 1000 Gynäkologen wandten sich an die FDA (Food and Drug Administration), um mögliche Nebenwirkungen zu erfragen. Die amerikanische Zulassungsbehörte leugnete jedoch eine Verbindung zwischen dem Leiden der Patientinnen und der Einnahme der Kontrazeptiva, sondern beteuerte, es gäbe keine Nebenwirkungen. In Ermangelung anderer Informationen gaben die Ärzte diese Information so an ihre Patientinnen weiter. Das führte dazu, dass die Betroffenen ihrem Arzt vertrauten, die Pille weiter nahmen und somit auch weiter litten. Selbst Frauen, die beim Mediziner ihres Vertrauens bewusst den Wunsch äußerten, die Pille wieder abzusetzen, wurden vom Gegenteil überzeugt. Ein Gynäkologe der damaligen Zeit erklärte in einer amerikanischen Dokumentation:

»Das geschah alles in einer Zeit, in der männliche Gynäkologen die Patientinnen vollkommen dominierten, ohne sie miteinzubeziehen oder zu hinterfragen. Wir waren Vaterfiguren. Uns wurde beigebracht, eine Vaterfigur darzustellen. Uns wurde beigebracht, uns niemals hinterfragen zu lassen. Unsere Meinung und unsere Urteile durften nicht infrage gestellt werden und wurden es auch nie! Der Arzt war blind, die Patientin war blind, und keiner wusste, was er tun sollte. Es gab 15 Millionen Frauen, die vor der Einnahme gesund waren und auf einmal waren sie krank. Nicht alle, aber viele.«[7]

Die Unzufriedenheit von immer mehr Anwenderinnen führte irgendwann zu den ersten Negativschlagzeilen. Zur gleichen Zeit kamen die drei Todesfälle, die sich während der klinischen Studie ereignet hatten, an die Öffentlichkeit. Die Schlagzeilen häuften sich. »Die Pille kann dich töten« hieß es in einer.[8]

Die negative Stimmung erreichte ihren Zenit, als 1969 ein Buch mit dem Titel »The Doctors Case agains the Pill« veröffentlicht wurde. In diesem Buch sammelte die Journalistin und Autorin Barbara Seaman alle Nebenwirkungen, die in der medizinischen Fachpresse unter Ausschluss der Öffentlichkeit bereits diskutiert wurden. Einige Ärzte fanden nämlich mit der Zeit durchaus auffällige Anhäufungen diverser Krankheiten und Symptome unter den Anwenderinnen der Pille. All diese Informationen gelangten bis zur Veröffentlichung des Buches aber nicht an die Öffentlichkeit. Schon das Inhaltsverzeichnis liest sich wie eine Auflistung grausamer gesundheitlicher Schäden, die man lieber vermeiden möchte. Die Titel der einzelnen Kapitel lauten unter anderem:

- A Silence that Could Kill You (Die Stille, die dich töten kann)
- Why Doctors Are Losing faith in the Pill (Warum Ärzte die Hoffnung in die Pille verlieren)
- Blood-Clotting: No. 1 Danger (Blutgerinnung: Gefahr Nr. 1)
- Strokes and The Pill (Schlaganfälle und die Pille)
- How the Pill Can Spoil Sex (Wie die Pille den Sex verderben kann)
- Sterility and the Pill (Unfruchtbarkeit und die Pille)
- Cancer and the Pill (Krebs und die Pille)
- Heart Disease and the Pill (Herzerkrankungen und die Pille)
- Diabetes and the Pill (Diabetes und die Pille)
- Genetic Changes and the Pill (Genetische Veränderungen und die Pille)
- The Pill and Jaundice, Thyroid Function, Weight Gain, Urinary Infections, Arthritis, Skin and Gum Problems etc. (Die Pille und Gelbsucht, Schilddrüsenfunktion, Gewichtszunahme, Blasenentzündungen, Arthritis, Haut- und Schleimhautprobleme etc.)
- Depression and the Pill (Depressionen und die Pille)[9]

Die Bekanntmachung dieser Nebenwirkungen war ein riesiger Skandal.

Barbara Seaman war die erste Feministin, deren Augenmerk nicht mehr nur auf sicherer Verhütung lag, sondern auf Frauengesundheit. Mit ihr startete eine neue Frauenbewegung. Das Buch sorgte für einen enormen öffentlichen Druck, der zu einer Anhörung beim Senator führte. An dieser Anhörung zur Klärung der

Vorwürfe rund um die Pille und der damit verbundenen Risiken und Nebenwirkungen durften allerdings nur Männer als Redner teilnehmen. Ärzte, Wissenschaftler, Mitwirkende der Pharmakonzerne und der Senator diskutierten über die vermeintlichen Nebenwirkungen der Antibabypille. Wieder wurde vieles abgestritten und beschönigt. Selbst an diesem wichtigen Tag kam das Gefühl auf, dass die Beschwerden der Frauen nicht wirklich ernst genommen wurden. Die Tatsache, dass Männer sich über das Leiden des weiblichen Geschlechts hinwegsetzten, brachte eine kleine Gruppe Feministinnen im Publikum zur Weißglut. Eine mutige Frau stand auf und unterbrach mit ihren direkten, kritischen und lauten Fragen die Diskussionen.

Sie brüllte in die Menge hinein: »Wer zahlt unsere Arztrechnungen, wenn wir durch die Pille Krebs bekommen?! Wir schweigen nicht eine Sekunde länger! Ihr bringt uns um! Wieso werden hier nur Pharmabosse und Ärzte angehört? Die schlucken die Pille ja nicht, sondern wir!«[10]

Nachdem der Senator zuerst versucht hatte, die Dame ruhig zu stellen, wurde die anwesende Presse auf sie aufmerksam. Alle Kameras waren auf sie gerichtet, und sie sprach weiter: »Wir werden behandelt wie bessere Versuchskaninchen. Wir füttern uns selbst, säubern unsere Käfige selbst und zahlen auch noch die Pillen. Ab heute werden wir es nicht mehr tolerieren, von Göttern in Weiß bevormundet und in unserem Leben beschnitten zu werden!«[11]

Nach dieser mutigen Rede wurden Frauen in ganz Amerika wachgerüttelt. Diese Anhörung führte nicht nur zu kritischen Presseberichten, sondern auch zu diversen Protesten. Frauen gingen für ihr Recht auf die Straße! Das alles führte dazu, dass 1970 die erste richtige Packungsbeilage mit allen möglichen Risiken und Nebenwirkungen für die amerikanische Antibabypille entstand. Von nun an war es Vorschrift, die Frauen über alles aufzuklären, was die Einnahme der Pille mit sich bringen könnte. Außerdem wurde die

Dosis reduziert, um die bis zu dem Zeitpunkt abgestrittenen Nebenwirkungen zu lindern.

Wieder waren es Feministinnen, die für ihre Rechte einstanden und etwas bewegen wollten. Doch dieses Mal ging es nicht um das Recht, eine Schwangerschaft zu verhüten, sondern um das Recht, über alle Gefahren eines Medikamentes informiert zu werden.

Die Kirche und die Pille

Bisher noch nicht erwähnt, dennoch spielt sie in der Geschichte der Pille eine große Rolle: die katholische Kirche. Schon im Jahr 1930 verdammte Papst Pius XI. jegliche Empfängnisverhütung und erlaubte katholischen Ehepaaren lediglich die völlige oder zeitweilige Enthaltsamkeit.

Als viele Jahre später die Pille erfunden wurde, konnte man sich schon denken, dass die katholische Kirche nicht ihr größter Fan werden würde. Schließlich war damals Verhütung ein Tabuthema. Deshalb bediente man sich einer kleinen List. Man brachte die Pille nicht als Verhütungspille auf den Markt, sondern als Medikament gegen Menstruationsbeschwerden. Nur im Kleingedruckten wurde die verhütende »Nebenwirkung« erwähnt.

Es war gerade Dr. John Rock, der bei der katholischen Kirche für die Anerkennung der Pille kämpfte. Obwohl er streng katholisch war, hatte er eine ganz andere Meinung zur Geburtenkontrolle als die katholische Kirche. Deshalb verlangte er eine Revision ihrer Haltung gegenüber der Empfängnisverhütung. Und damit stand er nicht allein, die Stimmen wurden immer lauter.

Ein Konzil im Petersdom im Oktober 1964 mit allen katholischen Bischöfen zeigte, dass die Meinungen sehr gespalten waren, viele waren jedoch für die Antibabypille. Daraufhin wurde eine Kommission von Theologen und anderen Fachleuten gebildet, die sich mit dem Thema beschäftigte, insgesamt vier Jahre lang. In dieser Zeit häuften sich die Bittbriefe im päpstlichen Palast. Sie kamen von unzähligen katholischen Ärzten, katholischen Professoren, ja sogar von 75 Nobelpreisträgern und vielen anderen. Leider vergebens.

Im Juli 1968 veröffentlichte Papst Paul VI. seine Enzyklika »Humanae Vitae« (»Vom menschlichen Leben«), die jegliche »künstliche Geburtenkontrolle«, wie z. B. Antibabypille, Kondom und sogar den Coitus interruptus, untersagte.

Die Reaktionen waren heftig. Millionen von katholischen Ehepaaren (und damals gab es wesentlich mehr gläubige Menschen als heute) waren jetzt gezwungen, gegen ein kirchliches Gebot zu verstoßen, und das täglich. Bis heute ist die »Humanae Vitae« die Grundlage bzw. Haltung der katholischen Kirche zur Empfängnisverhütung.

Es war einmal in Deutschland ...

»Der 1. Juni 1961 wird vielleicht mal ein ›historischer Tag‹ genannt werden. Wir können heute schon mit Gewißheit sagen, daß an diesem Tage ein gewaltiger Schritt vorwärts getan wurde zur Lösung eines der brennendsten Probleme, das sich im Zusammenleben von Mann und Frau ergibt: das Problem der Geburtenregelung und darüber hinaus das der Familien-Planung. {...} Denn an diesem Tage hat ein großer pharmazeutischer Konzern, die Schering-A.G., ein Präparat auf den Markt gebracht, das in ärztlichen Kreisen gemeinhin als ›die Pille‹ bezeichnet wird.«[12]

Mit diesen euphorischen Worten stimmte der »Stern« im Sommer 1961 den ersten großen Bericht über die Einführung der Pille ein. Dieser vier Seiten umfassende Beitrag spiegelt die allgemeine Stimmung zum ersten deutschen oralen Kontrazeptivum sehr gut wider. Denn genauso durchwachsen wie der Artikel waren auch die Meinungen der Bürger. Angefangen bei absoluter Euphorie bei den vielfachen Müttern und Ehefrauen, über Sorge bei den Ärzten bis hin zu völliger Entrüstung in der katholischen Kirche und bei den Gläubigen des Landes.

Auch wenn die ersten Sätze positiv erscheinen, so liest man sehr schnell große Bedenken heraus. Diese neue »Droge« sei noch nicht gut genug erforscht, und Patientinnen müssten genau überwacht werden, lässt sich bereits dem nächsten Absatz entnehmen. Noch auf der gleichen Seite kommen auch schon die ersten Ängste. Zu den damals noch sehr konservativen Zeiten herrschte eine ganz andere Moralvorstellung als heute. Für uns heute alles schwer vorstellbar, aber man erwartete damals von Frauen noch, dass sie »keusch« in die Ehe gingen. Deshalb befürchtete man im prüden Deutschland der 60er-Jahre, dass die pillenbedingte »Straffreiheit zu Verantwortungslosigkeit in sexueller Beziehung« führen würde und »sogar die Promiskuität (sexuelle Freizügigkeit) gefördert wird«.[13]

Auch die Angst um eventuelle Nebenwirkungen oder Folgeschäden dieses neuen Medikaments ließ sich schon diesem einen Artikel entnehmen. Prinzipiell gilt für alle neuen Medikamente ohne Langzeitstudien oder Erfahrungswerte natürlich immer das Gleiche: Die ersten Patienten sind mehr oder weniger Versuchskaninchen. Die Pille war aber nun mal das erste Medikament, das gesunden Frauen auf Dauer verabreicht wurde.

> »Man kann heute sicher noch nicht mit Bestimmtheit sagen,
> daß Nebenwirkungen völlig ausgeschlossen sind.
> {...} In 20, in 30 Jahren wird man Endgültiges sagen können ...«,
> sagte eine Ärztin im damaligen Interview.[14]
> Wenn die gute Frau mit der Aussage mal nicht danebenlag, denn wie
> wir heute wissen, sind wir auch nach 57 Jahren noch nicht schlauer!

Die Antibabypille ist mit Sicherheit das meistdiskutierte Medikament überhaupt. Seit Markteinführung erfährt sie ein ständiges Auf und Ab. Gute Presse, schlechte Presse, steigende Verkaufs- bzw. Verschreibungszahlen, gefolgt von fallenden. Ob man es glauben mag oder nicht, die Pillenmüdigkeit, die wir in unserer aktuellen Generation erleben, ist eigentlich nur eine Wiederholung der Geschichte. Tatsächlich läuft es schon immer genauso ab, doch offensichtlich scheinen wir Frauen nicht von unseren Vorgängerinnen zu lernen.

Verzweiflung und illegale Abtreibungen

Die Zeit vor der Pille war auch für Frauen in Deutschland absolut keine einfache. Um zu verstehen, welchen Wandel es durch die Frauenbewegung, durch Feministinnen und durchaus auch durch die neue Freiheit der Pille gab, muss man erst einmal die damalige Situation verstehen. Wer wie ich in einer absolut privilegierten Zeit geboren wurde, in der es völlig normal ist, dass Mädchen auch Fußball spielen, Hosen tragen, ein eigenes Bankkonto eröffnen, wählen gehen, studieren und arbeiten gehen dürfen, vergisst leider manchmal, dass es nicht immer so war. Unsere Großmütter hatten diese Privilegien nicht.

Frauen waren damals gleichbedeutend mit Hausfrauen. Es wurde früh geheiratet, dann kamen die Kinder. Arbeiten gehen durften Frauen nur dann, wenn der Mann es erlaubte. Ja, tatsächlich musste der Ehemann um Erlaubnis gefragt werden. Von Frauen wurde erwartet, dass sie nähen, kochen, waschen und bügeln können und selbstverständlich Kinder gebären. Das weibliche Geschlecht wurde genau auf diese Rolle vorbereitet und so erzogen. Selbst in der Schule gab es für Mädchen Unterricht in Hausarbeitsfächern. Man sprach nicht über Sex, nicht über Verhütung und schon gar nicht über Orgasmen. Sexualkunde oder irgendeine Form von Informationsaustausch über den Liebesakt gab es nicht.

Tatsächlich erzählte mir meine Oma einmal, dass es damals hieß, Selbstbefriedigung wäre eine Sünde und würde zu Blindheit oder dem Verlust der Hand führen. Alles, was sich zwischen Bauchnabel und Oberschenkeln befand, war schmutzig, obszön und durfte nicht angesprochen werden. Diese konservative, fast keusche Lebenweise führte natürlich dazu, dass Frauen überhaupt keinen Bezug zu ihrem Körper hatten und Sex auch nicht als etwas wirklich Schönes empfanden. Unsere Großmütter und Urgroßmütter wurden ebenfalls dazu erzogen, ihrem Ehemann ein gutes Leben zu bescheren. Auch sexuell. Das hieß zur damaligen Zeit so viel wie »Wenn dein Ehemann deinen Körper will, dann hast du dich zu fügen! Wann er will und so oft er will!«. Sex war also keinesfalls als Vergnügen anzusehen, sondern als Verpflichtung den Ehemännern gegenüber. In der Welt, in der wir aktuell leben, wäre so etwas wohl mit dem Hashtag #MeToo versehen.

Als wäre das aus unserem Blickwinkel nicht alles schon schlimm genug, gab es auch in Deutschland zwei sehr große Probleme. Keine sichere Verhütung und Haftstrafen bei Schwangerschaftsabbrüchen. Ähnlich wie in den Staaten gab es auch hier ein Gesetz, das die Verbreitung von Informationen zu Sexualität und Verhütung verbot.[15] Es gab also über die überschaubare Auswahl an potenzieller Verhütung keinerlei Informationen, weshalb tatsächlich einige Ehepaare noch nicht einmal von Kondomen gehört hatten. Verhütung bedeutete damals also weitestgehend Enthaltsamkeit. Das beste Beispiel sind auch hier wieder meine beiden Großmütter. Mögen sie beide in Frieden ruhen und es mir nicht übel nehmen, dass ich das hier ausplaudere. Eine der beiden bekam sechs Kinder, bevor es endlich die Pille gab, die andere nur drei. Eine Familie mit nur drei Kindern war damals schon eine eher ungewöhnlich kleine Familie. So stellte sich natürlich die Frage, wie sie das ohne Verhütung geschafft hat?

»Wir haben nur ganz selten, aber es hat dann immer gleich geklappt!« Eine ganz einfache Rechnung: 3 x Sex = 3 Kinder.

Wenn man sich jetzt noch überlegt, dass Frauen, die unehelich schwanger wurden, sofort als »vogelfrei« galten und Abtreibungen aufgrund der Gesetzeslage keine Option darstellten, sollte einem klar werden, wie sehr sich die Frauenwelt nach einer Veränderung sehnte.

Während meiner Recherche zu diesem Buch habe ich mich eingehend mit der damaligen Situation befasst. Was muss es bedeutet haben, seinem eigenen Uterus so ausgeliefert zu sein? Je mehr ich recherchierte, desto schlimmere Szenarien kamen ans Licht. Teilweise haben mich die Geschichten dieser Frauen so berührt und betroffen, dass es mich tagelang richtig mitgenommen hat, denn was Frauen damals bei einer ungewollten Schwangerschaft auf sich nehmen mussten, ist an Grausamkeit kaum zu überbieten.

Abtreibungen waren durch den § 218 nicht nur gesetzlich verboten, sondern wurden auch mit Haftstrafen geahndet. Dieses Gesetz, das es Frauen absolut unmöglich machte, Herrin über ihren eigenen Körper zu sein, führte zu unzähligen illegalen Hinterhofabtreibungen.

Laien, Hebammen und teilweise absolute Quacksalber, die man »Engelmacherinnen« nannte, führten teilweise in Kellern, Hinterhöfen oder Wohnzimmern dilettantische Abtreibungen durch. Da richtiges medizinisches Besteck für die illegalen, heimlichen Eingriffe zu auffällig gewesen wäre, benutzte man alles, was lang und spitz genug war, um im Uterus anzukommen, angefangen bei Stricknadeln über einfachen Draht bis hin zu Fahrradspeichen. Mit einem dieser »Instrumente« wurde dann versucht, durch den Muttermund zu stechen, um die Fruchtblase zu öffnen. In der Folge begannen die Wehen, woraufhin der Embryo ausgestoßen wurde.

Richtig übel wurde mir, als ich herausfand, dass Abtreibungen meist erst zwischen dem vierten und sechsten Monat durchgeführt wurden. Viele der betroffenen Frauen hatten ihre Schwangerschaft erst spät bemerkt oder auch einfach lange Zeit verdrängt. Leider verging zudem noch viel Zeit, bis eine der illegalen Engelmacherinnen gefunden war, schließlich gab es keine offizielle Stelle oder Zeitungsanzeigen. Allein bei dem Gedanken an eine solche Situation läuft es mir immer noch eiskalt den Rücken herunter.

Es sollte klar sein, dass unter solchen Bedingungen, also ohne sterilen Raum, ohne medizinische Instrumente und ohne echtes Knowhow ein solcher Eingriff nicht ohne Folgen blieb. Man kann heute nicht genau sagen, wie viele Frauen sich damals in die Hände einer Engelmacherin begaben, aber beispielsweise gab es im Jahr 1926 schätzungsweise zwischen 500 000 und 800 000 illegale Abtreibungen in Deutschland, davon knapp 10 000 mit Todesfolge.[16] Diese spekulativen Zahlen beinhalten aber noch nicht die Frauen, die sich selbst an einem Schwangerschaftsabbruch versuchten. Bei vielen war nämlich die Angst einfach zu groß, beim Besuch einer Engelmacherin erwischt zu werden und im Knast zu landen. Also nahmen sie den Eingriff einfach selbst vor.

Allein 1938 wurden ca. 7000 Frauen wegen einer illegalen Abtreibung vor Gericht gestellt und verurteilt.[17] Die Panik, eine Verurteilung zu riskieren, brachte die ungewollt Schwangeren zu regelrechten Verzweiflungstaten, die jenseits unserer Vorstellungskraft liegen. Angefangen bei den Methoden der Engelmacherinnen, die die Betroffenen alleine zu Hause vornahmen, gab es noch weitere Versuche. Beispielsweise die Ablösung der Eihäute mit dem Finger vom Muttermund zur Anregung der Wehentätigkeit oder heiße Injektionen und absichtlich ausgelöste Infektionen durch Einführung unsauberer Gegenstände oder Finger. Einige Schwangere versuchten auch, durch giftige Substanzen einen Abbruch zu erreichen. Hierzu experimentierten sie unter anderem mit giftigen Pflanzenparasiten, Nitrobenzol, Opium und Morphin, Petroleum, Quecksilber oder auch mit Reinigungsmitteln und Zitronensäure.

Kennt man diese grausamen Geschichten, kann man sich vielleicht langsam vorstellen, wie groß die Verzweiflung damals war.

Das Auf und Ab der deutschen Pille

War die Antibabypille für die Frauenwelt der 50er- und 60er-Jahre eine enorme Entlastung? Ja, definitiv! Es ist auch absolut nachvollziehbar, dass jegliches Auftreten von Nebenwirkungen schweigend hingenommen wurde. Hätte man bei der Markteinführung schon von den heftigen Risiken bzgl. Thrombosen, Embolien und Schlaganfällen gewusst, wären sicherlich auch diese von einigen Frauen gerne in Kauf genommen worden. Denn das, was sich diese Frauen bei einer ungewollten Schwangerschaft angetan haben, war definitiv mindestens genauso gefährlich.

Das erste deutsche orale Kontrazeptivum brachte uns die Firma »Schering«, die wir heute als Bayer kennen. Sie trug den Namen »Anovlar« und wurde vorerst nur an verheiratete Frauen verschrieben, vorzugsweise sogar nur an jene, die schon zwei bis drei Kinder geboren hatten – und auch nicht von jedem Arzt.

Tatsächlich waren nicht alle Mediziner anfänglich so begeistert von der neuen Verhütungsmethode, zeitweise gab es sogar Proteste von über 400 Ärzten gegen die Verschreibung der Pille.[18] Es war also gar nicht so einfach, an diese innovative neue Verhütung heranzukommen, zum einen, weil man damals tatsächlich noch nicht genau abschätzen konnte, wie das neue Medikament auf Dauer wirkt, zum anderen spielten auch die damaligen Moralvorstellungen und die Angst vor der absoluten Sexualisierung eine große Rolle. Nach der anfänglichen Skepsis feierte die erste Verhütungspille zwar auch hier große Erfolge und entwickelte sich schnell zu einem absoluten Verkaufsschlager.

Doch auch in Deutschland gab es nach der ersten Euphorie über die neue sichere Verhütungsmethode schon bald die ersten Nebenwirkungen, Todesfälle, beängstigende Studien und Negativschlagzeilen.

Bereits der zuvor erwähnte erste Artikel der Zeitschrift Stern kurz nach Markteinführung von Anovlar endete mit den Worten: »War die Erlösung der Frau von der ständigen Angst, Mutter werden zu müssen, untrennbar mit dem eigenen Todesurteil verknüpft?«[19] Bei dieser Fragestellung sollte es nicht bleiben, denn schon knapp ein Jahr später gab es den ersten bekannten Todesfall. In England war Ende 1961 eine Pillennutzerin an einer Thrombose gestorben. Daraufhin wurde in der Fachpresse über eine eventuelle thrombose- oder embolieauslösende Wirkung der neuen Wunderpille spekuliert. Bis zum August 1962 waren der amerikanischen Arzneimittelbehörde FDA bereits sechs Todesfälle gemeldet worden. Doch von diesen Spekulationen und der toten Engländerin bekam die breite Öffentlichkeit erst etwas mit, als die BILD-Zeitung im Sommer 1962 davon berichtete. »Starb Frau durch Anti-Baby-Pillen?!«[20], war die erste wirklich polarisierende Schlagzeile der BILD. Obwohl der deutsche Hersteller einen Zusammenhang seines Präparats und gefährlicher Risiken leugnete, riet die BILD-Zeitung von der Einnahme der Pille ab und verwies auf die Tatsache, dass die Antibabypille bei Ärzten durchaus umstritten sei. Heute wissen wir um die genauen Zusammenhänge und das erhöhte Risiko, an einer Thrombose, Lungenembolie oder auch einem Schlaganfall zu erkranken, doch damals wurde es vehement abgestritten. Diese Form der Berichterstattung hielt an.

Bis in die 70er-Jahre verging kaum ein Jahr, in dem es keine Artikel über die Antibabypille gab. Meist starteten sie mit einer Negativschlagzeile, die Ängste schürte, gefolgt von Dementis und Gegenstudien. Es war ein dauerhaftes Auf und Ab, was bei den Frauen durchaus für Verunsicherung sorgte.

Die ständig auftauchenden neuen Erkenntnisse machten sich auch auf den Beipackzetteln bemerkbar. Während es in der Pa-

ckungsbeilage von Anovlar 1962 unter dem Stichwort »Langzeitbe-
handlung« noch hieß: »Etwa auftretende Nebenerscheinungen pfle-
gen in den meisten Fällen während der nächsten behandelten Zyklen
abzuklingen«[21] und magenempfindlichen Damen die Einnahme mit
einem Glas Milch empfohlen wurde, sah das ein paar Jahre später auf dem Beipackzettel für das Präparat »Triqilar« schon ganz
anders aus. Dieser umfasste bereits 15 Zeilen zum Thema »Gegen-
anzeigen« und über 50 mögliche Nebenwirkungen.[22] Die Pharmaindustrie arbeitete stetig an neuen, verträglicheren und niedriger
dosierten Präparaten. Doch die Nebenwirkungen blieben, ganz zum
Leidwesen der Frauen.

Mehr Frust als Lust – Die erste Pillenmüdigkeit

Mitte der 70er-Jahre erreichte der Frust über diesen Zustand sei-
nen Höhepunkt. Immer mehr Anwenderinnen entschlossen sich
ganz bewusst gegen die weitere Einnahme der Antibabypille. Der
Spiegel berichtete 1977 in einem ausführlichen Artikel über »Das
Unbehagen an der Pille«.[23] Es scheint, als hätten Frauen zu diesem
Zeitpunkt das erste Mal den Mut, sich gegen den Rat ihrer Gynäko-
logen durchzusetzen und sich nicht länger einreden zu lassen, ihre
Symptome seien kein Resultat der Pille, sondern pure Einbildung.
Psychosomatik hin oder her: Sie entschieden sich gegen die hormo-
nelle Verhütung und für ihren Körper.

*»Die Pille hat die Frauen vom Joch der ungewollten Schwangerschaft
befreit, aber sie ist auch Anlaß neuer Beschwerden. Zwei Jahrzehnte nach
Einführung der oralen Empfängnisverhütung klagen viele Frauen über
Beeinträchtigung ihres Wohlbefindens – und setzen die Pille wieder ab.«*[24]

Von allen Zeitungsartikeln, Büchern und Literatur über die Geschichte der Antibabypille ist dieser Artikel mit Abstand mein liebs-

ter. Er zeigt, dass wir schon vor 31 Jahren am gleichen Punkt waren wie heute. Abgesehen von der alten Rechtschreibung und einer für damals zeitgemäßen Wortwahl lesen sich die neun Seiten, als wären sie aus einer heutigen Ausgabe. Das heißt, wir führen genau jetzt exakt die gleichen Diskussionen wie damals!

In dem Artikel berichten die ehemaligen Pillenanwenderinnen von Haarausfall und »bombastischen« Depressionen sowie Libidoverlust. Sie fragen sich, »ob sich der weibliche Organismus diesen Eingriff wirklich auf die Dauer gefallen läßt«. Tatsächlich war den Frauen auch damals schon klar, dass die jahrelange Manipulation des weiblichen Zyklus eventuell Folgen haben könnte. Sie berichten, dass sie das Zeug nach jahrelanger Schluckerei einfach nicht mehr runterbekommen würden. Gerade sehr viele junge Frauen hatten nach einigen Jahren der Anwendung und damit einhergehenden Nebenwirkungen einfach die Schnauze voll. Die Aussage einer Hamburger Feministin ist mir besonders in Erinnerung geblieben, da das von ihr beschriebene Phänomen auch heute noch genauso existiert:

»Wenn in einem Kreis befreundeter Frauen eine erst mal mit der Pille aufhört, dann ziehen die anderen meist sehr rasch nach – als hätten sie nur darauf gewartet, daß jemand den Anfang macht.«[25]

Ganz genauso ist die Situation auch heute noch. Es ist eine Art weibliches Rudelverhalten. Spricht in der Runde eine offen und ehrlich über ihre persönlichen intimen Probleme mit der Pille oder berichtet von ihrem Vorhaben, sie abzusetzen, ziehen die anderen mit. Als ob sie alle darauf gewartet hätten, dass sich endlich eine traut, darüber zu sprechen.

Die große Pillenmüdigkeit in den 70ern machte sich auch bei den Verkaufszahlen der alternativen Verhütungsmittel bemerkbar. Was während der Zeit der Hormoneuphorie leider komplett unterging, war nämlich die Tatsache, dass sich auch die hormonfreien

Methoden der Schwangerschaftsverhütung weiterentwickelt hatten und mittlerweile auch sehr sicher waren. Die Frauen begannen, sich auf dem Markt der Verhütung umzuschauen und Gefallen daran zu finden. Der Kondomumsatz stieg enorm, Diaphragmen kamen wieder in Mode, es wurden deutlich mehr Spiralen gelegt, die Symptothermale Methode fand ihre ersten »nicht religiösen« Anhänger und auch die Zahl der freiwilligen Sterilisationen stieg.

Diese Zeit war gefühlt die erste Rebellion gegen die Pille.
Auch hier kamen die Feministinnen wieder zu Wort,
denn die hatten nicht nur eine Abneigung gegen die Nebenwirkungen,
sondern auch gegen die durch die orale Kontrazeption
bedingte »ständige sexuelle Verfügbarkeit«.[26]

Viele, gerade junge Frauen hatten das Gefühl, die Pille sei ein Zwang. Eine Verhütung, die von Männern vorausgesetzt wird. Etwas, das sie für Männer erst attraktiv macht. Auch dagegen rebellierte das weibliche Geschlecht. In den ersten 20 Jahren hatte die Verschreibungslust des oralen Kontrazeptivums einen enormen Wandel hinter sich. Angefangen bei Ärzten, die sie gar nicht verschreiben wollten, über die Regelung, sie nur an verheiratete Mehrfachmütter zu verschreiben, erfuhr die Antibabypille schleichend, still und heimlich eine Wandlung zur weiblichen Sexdroge. »Auf dem Höhepunkt der sogenannten ›Sexwelle‹, Ende der 60er, sind diese moralischen Bedenken gegen die Pille fast völlig verschwunden.«[27] Die feministische Zeitschrift EMMA berichtete häufiger über diesen Zustand. »Aus der Freiheit für Frauen, endlich angstfrei (Hetero)Sexualität leben zu können, wird rasch ein neuer Zwang. Der moderne Mann erwartet nun, dass die moderne Frau die Pille nimmt.«[28] Tatsächlich hat sich auch an diesem Phänomen bis heute nichts geändert. Ich erlebe sehr oft, dass Frauen zwar enorme gesundheitliche Probleme durch die Einnahme der kleinen unscheinbaren Hormontablette haben, sie aber ihrem Partner zuliebe nicht absetzen wollen. Einige berichten mir sogar, dass das Absetzen in ihrer Beziehung nicht zur Diskussion stünde, weil es für ihren Freund ein Grund wäre, die Beziehung zu beenden. Mir stellt sich also zwangsläufig die Frage: Warum drehen wir uns seit nunmehr 57 Jahren immer wieder im Kreis? Um es mit Albert Einsteins Worten zu sagen: »Die Definition von Wahnsinn ist, immer wieder das Gleiche zu tun und andere Ergebnisse zu erwarten.«

DIE PROBLEME AUF DEN PUNKT GEBRACHT

Ich beschäftige mich mittlerweile seit vielen Jahren mit Frauenge-sundheit, Hormonen und Verhütung. Deshalb werde ich eigentlich täglich mit den damit einhergehenden Problemen konfrontiert. Mei-ner Meinung nach gibt es einige Faktoren, die in ihrer Gesamtheit dazu beitragen, dass wir nach 57 Jahren hormoneller Verhütung immer noch auf der Stelle treten und sich offenbar nicht wirklich etwas im Bewusstsein der breiten Masse verändert hat.

Eine der Hauptursachen ist der Mangel an richtiger Aufklärung und ein nicht vorhandener Bezug zum eigenen Körper bei den Frauen. Fehlendes Wissen ist aber nicht nur ein Problem, das Frauen betrifft, sondern auch Lehrer, Eltern, Schulen, Beratungsstellen, Männer und teilweise sogar Gynäkologen.

Es ist ein Problem, das sich durch jedes Alter und jede Bildungs-schicht zieht. Dabei ist das Wissen über Sexualität, Verhütung, Krankheiten, den weiblichen Zyklus und die damit einhergehende Körperkompetenz unheimlich wichtig, um selbst Verantwortung übernehmen zu können. Verantwortung für die eigene Gesund-heit, den eigenen Körper und natürlich auch die Fruchtbarkeit. Die meisten Frauen beschäftigen sich erst mit ihrem Zyklus, wenn sie versuchen, schwanger zu werden. Die ganzen Jahre zuvor nimmt das weibliche Geschlecht nur das sich monatlich wiederholende »Grauen« der Regelblutung wahr. Ein Zyklus ist demnach einfach nur eine schmerzhafte, nervige Angelegenheit, die man sehr gerne mithilfe künstlicher Hormone abschaltet. Wenn Frauen nach jah-relanger hormoneller Verhütung mit der Familienplanung loslegen, ist das meistens auch der Zeitpunkt, an dem sie ganz erschrocken feststellen, dass es gar nicht so leicht ist, schwanger zu werden. Nicht einmal mit Absicht.

Dass man vor dem Kinderwunsch keinen Schimmer von dem Zyklusgeschehen im eigenen Körper hatte, fällt erst dann auf. Dabei ist man ohne dieses Wissen dem Einfluss anderer schutzlos ausgeliefert. Diese gesundheitlichen Wissenslücken sind meiner Meinung nach der Hauptgrund dafür, dass sich Frauen jahrelang diversen Symptomen aussetzen, ohne sie zu hinterfragen. Einfach weil uns Frauen bei Beschwerden mit unklarer Ursache immer Psychosomatik unterstellt wird. Zudem werden viele Leiden auch als »typisch Frau« abgetan.

> *Wir wachsen in dem Glauben auf, dass schlimme Schmerzen während der Periode eben dazugehören, dass depressive Verstimmungen, spannende Brüste, ein aufgeblähter Bauch, Übelkeit oder eine geringe Libido eben ein Frauenschicksal sind, mit dem man leben muss.*

Dem weiblichem Geschlecht wird übrigens schon immer eine hormonbedingte »Hysterie« unterstellt. Das wird noch mal deutlicher, wenn man sich die Herkunft des Wortes genauer anschaut. »Hystera« ist das altgriechische Wort für Uterus/Gebärmutter, daher auch der medizinische Begriff Hysterektomie (Entfernung der Gebärmutter). Früher glaubte man, psychische Probleme entstammen ausschließlich dem Uterus, wenn dieser lange Zeit »nichts zu tun« hatte. Aus diesem Irrglauben entstand das Wort Hysterie, welches laut Duden so viel bedeutet wie »abnorme Verhaltensweise mit vielfachen physischen und psychischen Symptomen ohne klar umschriebenes Krankheitsbild«. Eine Verhaltensweise, die ganz offensichtlich immer und ausschließlich nur Frauen an den Tag legen. Mann hielt uns also früher schon für »schwierig«.

Würden wir mit dem zyklischen Geschehen in unserem Körper mehr in Verbindung bringen als nur die Periode und eine Schwangerschaft, dann wären wir in der Lage, mögliche Beschwerden zu deuten, zu verstehen und uns die richtige Unterstützung zu organisieren. Doch wieso fehlt so vielen Frauen auch heute noch dieses Wissen? Das Problem zieht sich tatsächlich schon durch viele Generationen. Unsere Großmütter hatten aufgrund der damaligen Zeit nicht das Wissen, das sie unseren Müttern hätten weitergeben können. Unseren Müttern fehlt leider meist auch das nötige Knowhow, und der sexualpädagogische Unterricht in der Schule ist größtenteils leider ein schlechter Scherz.

Lücken im Lehrplan

Vor einiger Zeit habe ich mir einmal die Arbeit gemacht, mich mit dem aktuellen Lehrplan des Sexualkundeunterrichts zu beschäftigen. An meinen eigenen hatte ich nur noch eine sehr verschleierte Erinnerung. Tatsächlich weiß ich nur noch, dass es viel peinliches Schweigen und Gelächter gab: »Haha, du hast Penis gesagt!« Inhaltlich ist allerdings nichts in meinem Gedächtnis geblieben außer: Die Pille schützt vor einer Schwangerschaft und das Kondom vor Krankheiten. Ich glaube, wir haben auch noch kollektiv Kondome über Bananen gestülpt bzw. uns damit gegenseitig beworfen oder sie mit Wasser gefüllt. Ein paar Bilder von Embryonen gab es auch noch. That's it. Mehr braucht man ja auch nicht zu wissen. Tatsächlich scheint das heute noch ähnlich abzulaufen. Zugegebenermaßen sind Lehrpläne mittlerweile ein kleines bisschen umfangreicher, aber leider fand ich in den meisten nach wie vor keine richtige Aufklärung in Sachen Verhütung und Sexualität. Zudem findet der Unterricht häufig in gemischten Klassen statt, sodass auf die einzelnen Bedürfnisse der Jungen und Mädchen gar nicht eingegangen werden kann. Kein Mädchen würde vor Jungs Fragen zu seiner Periode, zum Wachstum seiner Brüste oder zum ersten unerwarteten Auftreten des Zervixschleims stellen. Die veralteten Informationen, Spiralen seien erst eine Verhütungsmöglichkeit, wenn man schon ein Kind zur Welt gebracht hat, finden sich auf den Arbeitsblättern genauso wieder wie die Behauptung, die Kalendermethode sei gleichbedeutend mit natürlicher Verhütung und komplett unsicher. Das führt dazu, dass jungen Menschen leider auch heute noch beigebracht wird, dass die Pille eigentlich die einzig sichere Wahl ist.

Neben den fehlenden fundierten Informationen zur Verhütung mangelt es auch an Unterrichtsmaßnahmen, die den Bezug und die Wahrnehmung zum eigenen Körper stärken. Man lehrt also den Jugendlichen nicht, den eigenen Körper kennen und lieben zu lernen oder seine Vorgänge zu verstehen. Viele junge Mädchen wissen nicht mal, was ihre Periode überhaupt ist, wie sie damit umgehen sollen und was abgesehen von dieser regelmäßig auftretenden Blutung in ihrem Zyklus eigentlich geschieht. Diese fehlende Wahrnehmung der Weiblichkeit führt zu Unsicherheiten und auch dazu, das Zyklusgeschehen als eine Art Fluch wahrzunehmen. Häufig wird der weibliche Zyklus als ein sich ständig wiederholendes Übel mit krankhaften Eigenschaften wahrgenommen, was dringenden Behandlungsbedarf hat.

Ich habe mich mit einigen Lehrern auf diesem Gebiet unterhalten, um herauszufinden, wie sie den Unterricht wahrnehmen. Die Antworten aller Befragten waren sehr ähnlich, weshalb das folgende Statement von einer Lehrerin die stellvertretende Meinung all meiner Interviewpartner widerspiegelt.

»Die Lehrpläne haben sich in vielen Bereichen stark verändert. So gehen wir beispielsweise auch seit einigen Jahren auf verschiedene Formen von zwischenmenschlichen Beziehungen ein, auch gleichgeschlechtliche. Das ist ein Fortschritt. Allerdings ist durch das knappe Budget die Erwartungshaltung der Eltern und auch aus einem gewissen Zeitmangel heraus das Thema Verhütung und Körperwissen nach wie vor unterrepräsentiert. Die Unterlagen bekommen wir meist von Gynäkologen, die je nach Praxis natürlich auch nicht alle Verhütungsmittel vermitteln. Das, was wir im Unterricht rüberbringen, die Verantwortung, die wir dabei haben, und das, was die Eltern von uns verlangen, ist, dass durch unseren Unterricht ihre Kinder nicht schwanger werden. Das ist die Hauptsache, und so wird der Unterricht gestaltet. Wir Lehrer können dann nur hoffen, dass Schüler sich mit weiteren Fragen nach dem Unterricht bei uns melden oder die weitere Aufklärung themenspezifisch im Elternhaus oder bei einem guten Gynäkologen stattfindet.«

Wie sexualpädagogischer Unterricht aussehen sollte

Glücklicherweise gibt es das ein oder andere sexualpädagogische Programm, das sich Schulen zunutze machen können. Leider fehlt hier aber sehr häufig das Budget. Eines dieser Programme ist das MFM-Projekt. MFM steht für »My Fertility Matters«, also »Meine Fruchtbarkeit ist wichtig«. Die Initiative zu diesem Programm ging 1999 von der Ärztin Dr. Elisabeth Raith-Paula aus. Zunächst als Mädchenprojekt gestartet, wurde es 2003 um das für Jungen konzipierte Zwillingsprojekt erweitert. Durch die liebevolle, anschauliche und ganzheitliche Darstellung der körperlichen Veränderungen und der beginnenden Fruchtbarkeit, wird über die reine Wissensvermittlung hinaus vor allem die emotionale Ebene angesprochen. Mittlerweile gibt es vier verschiedene Workshops, die teilweise bundesweit für Schulen und Vereine angeboten werden. Für Kinder der vierten Klasse gibt es ergänzend zum Sexualerziehungsunterricht die »KörperWunderWerkstatt«, bei der Mädchen und Jungen kindgerecht und geschlechtsgetrennt in einem interaktiven Mitmach-theater erfahren, was sich in der Pubertät verändert. Weiter geht es mit getrennten Workshops für die 5. und 6. Klassen.

Die »Zyklusshow« ist eine anschauliche und liebevolle Darstellung des Zyklusgeschehens. Dabei erleben zehn- bis zwölfjährige Mädchen (5./6.Klasse) die Vorgänge in ihrem eigenen Körper und werden auf ihre erste Blutung richtig vorbereitet, sodass diese ihren Schrecken verliert und zu etwas Tollem wird. Die Zyklusshow klärt auf, schenkt ihnen Selbstvertrauen und weckt ihren Stolz darauf, eine Frau zu werden. Zu den Programmen für die 5. und 6. Klassen gibt es begleitend auch einen Workshop für Eltern und Lehrer! Frau Dr. Raith-Paula erzählte mir vor einiger Zeit, wie beeindruckt und dankbar auch Eltern und Lehrer für diesen Workshop sind, da selbst sie als Erwachsene das Meiste noch nicht wussten.

Um Verhütung geht es neben dem Basiswissen über körperliche Vorgänge, Zyklus und Fruchtbarkeit bei MFM erst ab der 9. Klasse. Anders als im gängigen Sexualkundeunterricht werden hier alle Verhütungsmittel besprochen, inklusive der genauen Wirkmechanismen sowie Vor- und Nachteile. Das ermutigt die Jugendlichen dazu, auf sich selbst zu vertrauen, eigenverantwortliche Entscheidungen zu treffen und abzuwägen.

»Das Wissen über Fruchtbarkeit sollte zum Grundwissen einer jeden Frau und eines jeden Mannes gehören. Es hilft nicht nur, ungeplante Schwangerschaften zu vermeiden, sondern trägt dazu bei, mit dem eigenen Körper bewusster und achtsamer umzugehen und sich später einen möglichen Kinderwunsch zum geeigneten Zeitpunkt zu erfüllen. Dieses Wissen fördert die Selbstbestimmung und eine echte Körperkompetenz-Prävention im besten Sinn.«

Ich finde es sehr schade, dass der Umgang mit sexualpädagogischen Themen nicht der bundesweite Standard ist. Aber leider kommen nur verhältnismäßig wenige Schüler in den Genuss einer so detaillierten Aufklärung.

Der Gynäkologe: Freund oder Feind?

Gerade wenn junge Mädchen in der Schule nicht so ein Glück hatten und der Sexualkundeunterricht nur sehr oberflächlich lief, sind die nächsten Ansprechpartner meist die Eltern oder ein Gynäkologe. Schaut man sich mal in Onlineforen für Eltern pubertierender Kinder um, merkt man sehr schnell, dass auch hier absolute Ratlosigkeit herrscht. Gerade im Bezug auf Verhütungsmethoden und zyklisches Geschehen im weiblichen Körper sind die Wissenslücken bei Müttern häufig gravierend. Der Trend in besagten Foren ist, die Teenager-Töchter schnellstmöglich zu einem Gynäkologen zu bringen. Das macht man heute offensichtlich so, sobald ein Mädchen die Geschlechtsreife erreicht hat. Ein solcher Termin findet tatsächlich sehr häufig schon direkt nach dem Einsetzen der ersten Periode statt, manchmal sogar noch davor. Der Beginn einer lebenslangen Beziehung. Aber wieso eigentlich? Haben Sie sich schon mal gefragt, warum Mädchen in so jungen Jahren überhaupt zum Gynäkologen müssen? Wie ist es passiert, dass wir alle mit dem Einsetzen der ersten Blutung auf diesem Untersuchungsstuhl sitzen? Ich persönlich finde ja, dass das schon der erste Schritt zu einer falschen Wahrnehmung ist. Gerade für junge Mädchen, die mit der ersten Periode zum Arzt geschickt werden, entsteht doch häufig der Eindruck, dass das, was mit dieser Blutung jetzt monatlich kommt, etwas »Krankhaftes« ist, was ärztlich betreut werden muss.

Während andere Kulturen eine riesige Party schmeißen, wenn mit der Menarche ein junges Mädchen zur Frau wird, gehen wir hierzulande zum Arzt. Ist es nicht ein Phänomen, dass uns Frauen suggeriert wird, in jeder Lebensphase behandlungsbedürftig zu sein?

Pubertät, Kinderwunsch, Schwangerschaft, Geburt, Wechseljahre oder auch einfach die Periode und PMS. Für alles brauchen wir offensichtlich einen Arzt und eine medikamentöse Behandlung. Je früher man damit beginnt, desto besser, oder? Mir ist noch nie zu Ohren gekommen, dass ein Junge mit Eintreten seiner ersten Erektion zum Urologen geht. Wieso auch? Erektionen sowie die Periode sind keine Krankheiten, sondern natürliche Ereignisse des Körpers. Böse Zungen könnten jetzt behaupten, es sei pure Berechnung, junge Mädchen so früh zum Frauenarzt zu schicken. Eine dieser bösen Zungen gehört dem Autor Jörg Blech, der in seinem Buch »Die Krankheitserfinder« sehr schön erklärt, wie wir Frauen von der Pubertät an zu Patientinnen gemacht werden. Laut dem kritischen Autor ist die 1978 gegründete »Arbeitsgemeinschaft Kinder- und Jugendgynäkologie e. V.« ins Leben gerufen worden, um Kundschaft anzulocken. Sie sei eine Erfindung pharmazeutischer Unternehmen, die den Frauenärzten dazu geraten hatten, »spezielle Teenager-Sprechstunden einzurichten – um die Frauen von morgen möglichst früh an die Praxis zu binden«.[29]

Würden diese speziellen Sprechstunden dazu dienen, die Mädels an die Hand zu nehmen und ihnen genau zu erklären, was sie in der Pubertät körperlich erwartet, was sich verändert und eine Vertrauensbasis schaffen, wäre ich ein großer Fan. Allerdings laufen diese Termine so in den meisten Fällen leider nicht ab. Gynäkologen, gerade Kassenärzte, haben für Aufklärung und ausführliche Gespräche weder Zeit noch Kapazitäten.

Mein erster Termin beim Frauenarzt deckt sich mit der Erzählung vieler anderer Frauen. Viele haben die gleiche Erfahrung gemacht. Bei meinem ersten Besuch war ich 13 Jahre alt. Der Grund für meinen ersten Gang zum Gynäkologen waren die schlimmen Schmerzen, die ich während meiner noch sehr unregelmäßigen und ungewohnten Periode hatte. Nach einer kurzen, sehr freundlichen Vorstellung ging es in den Behandlungsraum, wo der Arzt mir noch kurz erklärte, wie so ein Termin abläuft. Nach Ultraschall und Brustabtasten waren wir etwa fünf Minuten später wieder in seinem Sprechzimmer, wo er mir ein Rezept überreichte. Hallo, Pille! Seiner Meinung nach war das die einzige Möglichkeit, meinen starken Krämpfen Herr zu werden und nebenbei noch den ein oder anderen Pickel loszuwerden. Genauso laufen leider viele Termine bei jungen Mädchen ab. Natürlich möchte ich nicht einen ganzen Berufsstand über einen Kamm scheren. Es gibt glücklicherweise durchaus auch Kollegen, die das anders handhaben. Erzählt werden mir aber überwiegend die Erfahrungen, die meiner sehr nahe kommen.

Abgesehen von dem Problem, dass mit der ersten Einnahme der Antibabypille der natürliche Zyklus abgeschaltet wird, geht mit der Einnahme leider auch der Bezug und das Interesse am eigenen Körper verloren.

Das traurige Ergebnis

Teenies, die sofort nach ihrer ersten Periode die Pille bekommen, erleben nie einen natürlichen Zyklus und müssen sich somit auch nicht damit beschäftigen. Das führt unweigerlich dazu, dass Frauen, die Mitte/Ende zwanzig dann die Pille absetzen, absolut ahnungslos in ihre ersten natürlichen Zyklen starten. Sie wissen teilweise nicht, wann ein Zyklus beginnt, endet, wann sie potenziell fruchtbar sind oder wie sich ein Eisprung anfühlt. Teilweise haben sich junge Damen bei mir gemeldet, die zum ersten Mal in ihrem Leben Zervixschleim entdeckt haben und dachten, sie müssten deshalb dringend zum Arzt. Mich erreichten auch schon panische E-Mails von Leserinnen, die bei ihrem ersten Eisprung bedingten Mittelschmerz dachten, sie hätten eine Blinddarmentzündung. Alle Fragen, die früher im Dr.-Sommer-Teil der Bravo gestellt wurden, kommen auf einmal Mitte zwanzig wieder auf, weil die Aufklärung einfach auf der Strecke geblieben ist. Neben den neuen Erkenntnissen über den neuen natürlichen Zyklus stellen einige Frauen nach dem Absetzen der Pille auch fest, dass all die Beschwerden und Symptome, die sie über all die Jahre für selbstverständlich gehalten hatten, gar nicht normal waren. Ich kann nicht mehr zählen, wie oft ich in den letzten Jahren Sätze gehört habe wie:

»Seitdem ich denken kann, war ich immer launisch, schnell gereizt, zickig und habe vieles persönlich genommen. Teilweise war ich fast depressiv. Ich dachte immer, so bin ich eben. Offensichtlich bin ich so nicht! Ich bin ein neuer Mensch ohne Pille.«

»Ich dachte immer, Frauen haben einfach weniger Lust auf Sex als Männer. Ich dachte, ich finde Sex halt einfach nicht so wichtig. Ich dachte, es ist normal, dass Frauen beim Sex eben nicht kommen. Seitdem ich pillenfrei bin, weiß ich, dass das nicht so ist. Hallo Libido, hallo Orgasmen!«

»Irgendwann während meiner Pubertät habe ich eine Laktoseintoleranz bekommen. Man macht sich darüber natürlich nicht so viele Gedanken, weil das heutzutage so viele haben. Es hat mich die ganzen Jahre echt gestört, aber niemand konnte etwas dagegen tun. Ich habe die Pille wegen meines Kinderwunsches abgesetzt, und nach ca. vier Monaten habe ich Milchprodukte wieder vertragen.«

»Seit dem ich 15 bin, war ich Migränepatientin. Die Pille bekam ich mit 14. Ich kann kaum noch zählen, wie oft ich in der Schule und auch später in der Ausbildung gefehlt habe, weil ich mit den Schmerzen nicht aufstehen konnte. Ich war bei 1000 Ärzten, keiner konnte helfen. Eine Freundin meiner Mutter brachte mich auf die Idee, die Pille testweise mal abzusetzen. Bereits im ersten Monat waren die Schmerzen erträglich. Ein paar Wochen später waren sie weg.«

»Ich bekam die Pille schon mit zwölf. Ehrlich gesagt war sie ab dem Zeitpunkt einfach ein Teil meines Lebens, den ich nie hinterfragt habe. Bis vor Kurzem wusste ich nicht mal genau, wie sie wirkt. Ich dachte auch immer, die Blutung in der Pillenpause wäre meine Periode. Von Entzugsblutung und einem künstlichen Zyklus wusste ich nichts.«

Durch unser fehlendes Wissen über unseren Körper, unseren Zyklus und somit auch über die Wirkung und Auswirkung von Hormonen auf den Menschen haben wir verlernt zu hinterfragen. Wir haben verlernt, auf unseren Körper zu hören und nicht alle Beschwerden als selbstverständlich anzusehen. Nachdem uns jahrelang eingetrichtert wurde, dass diverse Beschwerden keine Nebenwirkungen der Pille sein können, haben wir angefangen, das zu glauben und unseren Instinkt zu ignorieren. Tatsächlich wissen viele Frauen selbst nach jahrelanger Anwendung der oralen Kontrazeptiva nicht, wie sie genau wirken. Noch höher ist die Zahl derjenigen, die sich ihren Beipackzettel noch nie durchgelesen haben.

BESSER SPÄT ALS NIE: ALLES, WAS SIE WISSEN MÜSSEN!

Nachdem nun klar ist, wie enorm wichtig Körperkompetenz für die Gesundheit ist, wird es Zeit, mit allen Mythen aufzuräumen und das Wissen über den weiblichen Körper und das Zyklusgeschehen aufzufrischen.

Darf ich vorstellen? Ihr Zyklus!

Der weibliche Zyklus beginnt mit dem ersten Tag der Periode und endet am Tag vor der nächsten Blutung. An dem weitverbreiteten Mythos, dass der Menstruationszyklus 28 Tage betragen sollte, ist die Erfindung der Pille nicht ganz unbeteiligt. In Wahrheit ist die Dauer nicht nur von Frau zu Frau unterschiedlich, sondern kann sogar von Zyklus zu Zyklus variieren. Alles zwischen 23 und 35 Tagen ist völlig normal und durchaus gesund. An diesem monatlichen Spektakel ist aber nicht nur der Unterleib beteiligt, sondern auch das Gehirn und einige wichtige Hormone (auch Botenstoffe genannt). Ein Menstruationszyklus verläuft in drei Phasen, in denen jeweils verschiedene Hormone dominieren und unterschiedliche Symptome auftreten.

In unseren Ovarien tummeln sich von Geburt an bis zu 400 000 Eizellen, schlafen dort friedlich vor sich hin und warten auf ihren Einsatz. Ab der ersten Periode (Menarche) reift in jedem einzelnen Zyklus in einem der beiden Eierstöcke eine befruchtungsfähige Eizelle heran. Mit Beginn des ersten Zyklustages, also dem ersten Tag der Periode, befinden wir uns in der Follikelphase. Die Hypophyse, unsere Hormonschaltzentrale im Gehirn, gibt das Kommando, dass ein neuer Zyklus angefangen hat und die Eizellen mit ihrer Reifung beginnen können. Das geschieht mittels Ausschüttung eines bestimmten Botenstoffs, des Follikelstimulierenden Hormons, kurz FSH genannt. Daraufhin erwachen etwa 20 bis 25 kleine Eizellen aus ihrem Dämmerschlaf und beginnen zu reifen. Während dieser Reifungsphase bildet sich eine Art Schutzhülle um die Eizellen, ähnlich wie eine Blase, in der sie sich entwickeln und wachsen. Daher auch der Name Eibläschen bzw. Follikel (lat. »folliculus« für Hülle oder Hülse). In diesen Hüllen, die die Eizellen umschließen, wird während des Wachstums das Hormon Östrogen gebildet. Je größer die Eibläschen werden, desto mehr Östrogen entsteht und wird in die Blutbahn abgegeben. Je mehr wir uns also dem Eisprung nähern, desto mehr Östrogen haben wir im Körper. Von den ca. 20 bis 25 heranreifenden Follikeln wächst allerdings nur eines zum dominanten Follikel heran. Dieses »Alpha-Tier-Follikel« reift so lange, bis die Flüssigkeitsmenge in seinem Bläschen ihr Limit erreicht. Dabei entsteht die höchste Konzentration an Östrogen, die dann unserem Hirn signalisiert: Follikel ist bereit zum Sprung! Die Hypophyse reagiert daraufhin mit der vermehrten Ausschüttung des Luteinisierenden Hormons (LH), welches dann den Eisprung auslöst.

In dieser ersten Phase, der Follikelphase, dominiert das Hormon Östrogen. Folgende Veränderungen bringt es mit sich:

- Die Gebärmutterschleimhaut wird aufgebaut.
- Je mehr Östrogen produziert wird, desto stärker verändert sich der Zervixschleim. Dieser ist nach der Blutung meist noch gar nicht oder sehr wenig vorhanden, weißlich und vielleicht klumpig. Mit steigendem Östrogen wird er immer flüssiger und klarer und ähnelt immer mehr der Konsistenz von Eiweiß. Das hat auch einen tieferen Sinn, denn je klarer, flüssiger und spinnbarer der Schleim ist, desto leichter kommen die Spermien ans Ziel. Genau

darauf ist unser Körper ausgelegt: Nachwuchs. Ein ausgeklügeltes System.

● Das Östrogen hat auch Einfluss auf unser Befinden. In der ersten Zyklusphase sind wir durch dieses Hormon sehr kreativ, unternehmungslustig, aktiv, impulsiv und konzentriert.

Mit dem Eisprung beginnt die nächste Zyklusphase, die Ovulationsphase. Der Eisprung, die sogenannte Ovulation, findet im Schnitt etwa 12 bis 16 Tage vor Beginn der nächsten Periode statt. Das Eibläschen platzt, und die ausgereifte Eizelle wandert durch den Eileiter in Richtung Gebärmutter. Gute Reise! Die Ovulationsphase ist die kürzeste Phase unseres Zyklus, denn sie dauert nur ca. 12 bis 18 Stunden. Genau das ist die Zeit, die die Eizelle benötigt, um vom Eierstock durch den Eileiter in die Gebärmutter zu wandern. Das ist auch die Zeitspanne, in der wir Frauen fruchtbar sind.

Was passiert um den Eisprung herum noch?

● Der Testosteronspiegel steigt und gibt unserer Libido noch mal einen richtigen Boost.
● Wir wirken auf Männer attraktiver, anziehender und sexyer als zu jeder anderen Zeit in unserem Zyklus.
● Der Muttermund öffnet sich, damit die Spermien freie Bahn haben.
● Einige Frauen spüren ihren Eisprung auch durch ein leichtes Ziehen in einem der beiden Eierstöcke, auch Mittelschmerz genannt. Ab und zu kann es auch zu einer minimalen Blutung während der Ovulation kommen – die sogenannte Eisprungblutung.

Nach dem Eisprung folgt die dritte und letzte Zyklusphase, die Lutealphase oder auch Gelbkörperphase. Aus dem Follikel, der nach dem Eisprung zurückbleibt, entwickelt sich der sogenannte Gelbkörper. Dieser bildet das körpereigene Hormon Progesteron, dessen Hauptaufgabe es ist, die Gebärmutter möglichst nett und gemütlich für den potenziellen Nachwuchs zu gestalten und eine eventuelle Schwangerschaft aufrechtzuerhalten. Sobald Progesteron im Blut zirkuliert, signalisiert das der Hypophyse, keine weiteren Eisprünge mehr anzuleiern. Es sorgt also dafür, dass wir nach dem Eisprung nicht mehr fruchtbar sind. Gleichzeitig fährt die Östrogenproduktion herunter. Progesteron ist in dieser Zyklusphase das dominierende Hormon.

Bei einer erfolgreichen Befruchtung bleibt der Progesteronspiegel nach der Einnistung der Eizelle in der Gebärmutter erhalten. Hat keine Befruchtung stattgefunden, bildet sich der Gelbkörper innerhalb der nächsten 12 bis 16 Tage zurück, und somit sinkt auch die Menge an Progesteron. Jetzt lösen sich langsam die oberen Schichten der Schleimhaut ab, die Periode setzt ein, und der Zyklus beginnt von vorn.

Progesteron hat noch weitere tolle Eigenschaften, wie z. B.:
- Es gilt als das stärkste natürliche Antidepressivum, weil es enormen Einfluss auf unser Befinden hat.
- Progesteron macht den Zervixschleim dickflüssig, zäh und undurchdringbar für Spermien.
- Es dichtet den Gebärmutterhalskanal mit einem Schleimpfropf ab.
- Die Körpertemperatur steigt unter dem Einfluss dieses Hormons an.
- Progesteron fördert zudem das Haarwachstum.
- Es hat einen positiven Einfluss auf unser Gehirn.
- Es schützt uns vor Gewebsveränderungen der Brust, Herzinfarkt, Thrombosen, Embolien und Venenbeschwerden.

Bei diesen offensichtlich stimmungsfördernden Eigenschaften fragt man sich schnell: Wie kann es dann überhaupt zu PMS-Symptomen kommen? Warum sind einige Frauen so launisch, bevor sie ihre Tage bekommen? Wo kommen diese Stimmungsschwankungen her? Tatsächlich haben Frauen, die vom Prämenstruellen Syndrom (PMS) geplagt sind, viele unschöne Symptome, und einige betreffen die Stimmung bzw. die Psyche. Eine der möglichen Ursachen ist, dass das richtige Verhältnis zwischen Östrogen und Progesteron in der zweiten Zyklushälfte nicht gegeben ist. Zu viel Östrogen im Vergleich zum Progesteron kann unter anderem zu den oben genannten Symptomen führen.

VORSICHT VERWECHSLUNGSGEFAHR!

Häufig wird bei den Inhaltsstoffen der Antibabypille auch von Östrogen und Progesteron gesprochen. Aber das ist falsch und führt oft zu Verwirrung. Die Wirkstoffe der Pille sind synthetisch, also künstlich hergestellte Hormonersatzstoffe, und haben mit unseren körpereigenen Hormonen nicht viel gemein. Synthetisch hergestelltes Progesteron wird oft Progestin, Progestogen oder Gestagen genannt. Deshalb glauben viele Frauen, die Pille würde die gleichen Hormone enthalten wie die, die unser Körper selbst herstellt. Das ist leider nicht korrekt.

Das Mysterium Menstruation

Die Menstruation – auch Regelblutung, Periode oder Monatsblutung genannt – tritt bei einer jungen Frau das erste Mal während der Pubertät ein. Diese erste Blutung nennt man auch Menarche. Anschließend begleitet uns Frauen diese zyklische Blutung bis in die Wechseljahre. Die Menstruation ist nicht nur der Anfang eines neuen Zyklus und ein Zeichen von Fruchtbarkeit, sondern auch eine monatliche Reflexion der Gesundheit.

Eine normale gesunde Regelblutung dauert zwischen drei und sieben Tagen. Bei einigen Frauen kündigt sie sich durch Schmier- oder Tröpfchenblutungen (auch Spotting genannt) ein paar Tage vor Beginn der eigentlichen Blutung an. Auch das ist ganz normal, sollte aber nicht länger als zwei bis drei Tage vor Eintreten der richtigen Periode dauern. Diese beginnt tatsächlich erst dann, wenn dazu auch Hygieneartikel (Tampons, Binden, Menstruationstassen) benötigt werden.

Zum Ende der Menstruation hin kann die Blutung immer mehr nachlassen, und auch hier kann es wieder zu Schmierblutungen kommen. Wie auch vor der Blutung, sollte das Spotting nicht länger als zwei bis drei Tage andauern. Jede Frau empfindet die Periode anders, und natürlich variiert auch das Schmerzempfinden. Es ist durchaus normal, sich ein bisschen schlapp zu fühlen. Auch ein leichter Schmerz oder ein Ziehen gehört dazu. Ich sage bewusst »leichter Schmerz« und ein »Ziehen«!

Da uns Frauen schon von kleinauf immer ein falscher Eindruck von der Periode vermittelt wird, ist es sehr wichtig, Folgendes zu wissen und zu verstehen: Migräne und starke Schmerzen, die den Gebrauch von Schmerzmitteln erfordern, übermäßige Übelkeit und auch wirklich starke Blutungen sind nicht normal!

Dem weiblichen Geschlecht wurde sehr lange und oft eingeredet, dass diese sich ständig wiederholenden Schmerzen und das Leiden während der Menstruation völlig normal sind und eben dazugehören. Nein, dem ist nicht so!

Unregelmäßige Blutungen, schlimme Schmerzen, starke Blutungen und Co. sind in den wenigsten Lebensphasen einer Frau als normal einzustufen! Sondern nur dann, wenn sich hormonell etwas umstellt. Während der Pubertät, den Wechseljahren, nach Absetzen der Pille oder auch nach einer Schwangerschaft kann es durchaus vorkommen, dass die Periode für eine ganze Zeit intensiver auftritt. Befindet man sich aber nicht in einer der eben genannten Phasen, sind diese Probleme vor, während oder nach der Periode nicht normal und können sowohl ungefährliche Ursachen (Ernährung, Vitalstoffmängel, hormonelle Dysbalancen) als auch einen krankhaften Hintergrund haben, wie z.B. Endometriose, Zysten, Myome oder andere gynäkologische Erkrankungen.

Zu lange oder zu starke Blutungen sind ein Zeichen dafür, dass etwas nicht stimmt. Sollte der größte Tampon also nicht mindestens zwei bis drei Stunden ausreichen, ist die Blutung zu stark. Dauert sie länger als sieben Tage, ist sie zu lang. Außerdem sollten keine größeren Blutklümpchen auftreten. Natürlich können sich immer mal Gewebereste mit ablösen, und wenn diese sehr klein sind, ist das auch kein Grund zur Sorge. Sobald diese Klumpen aber größer sind als der Nagel des kleinen Fingers, zählt das nicht mehr als normale Periode. Weiterhin sind zu starke Schmerzen, Migräne oder Übelkeit ein Indiz dafür, dass etwas nicht stimmt. In vielen Fällen ist es aber tatsächlich einfach »nur« die Quittung für einen nicht allzu vorbildlichen Lebensstil, den wir uns natürlich alle nicht gern eingestehen. Man sagt nicht umsonst: »Die Periode ist der Spiegel der Gesundheit.« Genau genommen zeigt sie uns, wie wir im letzten Zyklus mit uns umgegangen sind. Viel Stress, schlechte Ernährung, zu viel Süßigkeiten oder Fast Food, zu viel oder zu wenig Sport, wenig Auszeiten, fehlende Vitamine und Mineralstoffe, all das kann die Periode tatsächlich zu einem unschönen Erlebnis machen. Es lohnt sich also durchaus, Beschwerden nicht als gottgegebene Last hinzunehmen, sondern die Ursache dafür zu finden.

Mädchen menstruieren immer früher!

Ein Fakt, der mich tatsächlich nachdenklich stimmt. Während in früheren Generationen ein Mädchen zwischen ihrem 14. und 16. Lebensjahr ihre erste Periode bekam, geht das heute schon viel früher los. Im Schnitt liegen wir aktuell bei elf bis 13 Jahren, doch es gibt auch schon junge Mädchen, die mit neun Jahren ihre Periode bekommen. Als Ursache dafür steht die steigende Östrogenisierung im Fokus. Körpereigenes Östrogen ist einer der Taktgeber für die beginnende Pubertät. Xenoöstrogene, also synthetische östrogenähnliche Stoffe, findet man in unserer Umwelt überall. Wenn wir diese Substanzen schon in jungen Jahren unabsichtlich zuführen, wie beispielsweise über unser Trinkwasser, Kosmetika etc., dann kommen wir auch früher in die Pubertät. Der Körper kann fremdes Östrogen nicht gut vom körpereigenen unterscheiden. Doch wie kommt Östrogen ins Trinkwasser? Daran sind tatsächlich wir selbst schuld. Ein Teil der synthetischen Hormone, die wir jahrelang mittels Antibabypille einnehmen, scheiden wir über unseren Urin wieder aus. Selbst modernste Kläranlagen können diese Substanzen aber nicht komplett herausfiltern, weshalb sie früher oder später im Trinkwasser landen. Yummi!

Meine Periode und ich

Ja, auch ich war eine der Frauen, die alle unschönen Facetten der Periode erleben musste. Auch ich habe sie wegen der grausamen Schmerzen, der Kreislaufschwäche, der Übelkeit, der Erschöpfung und der damit einhergehenden Lebenseinschränkung mittels Pille über Jahre einfach abgeschaltet. Das ist eben der einfachste Weg. Nachdem ich aber keine Lust mehr hatte, täglich meine kleine Portion Chemie zu schlucken, musste ich eine andere Lösung finden. Das war auch der Zeitpunkt, an dem ich feststellte, dass die Menstruation viele Gesichter hat und ihre Intensität davon abhängt, wie ich mit mir umgehe bzw. wie es meinem Körper geht. In den mittlerweile knapp neun Jahren ohne Pille war von »Huch, ich blute ja. Mir ist gar nicht aufgefallen, dass ich meine Tage habe!« bis »Mist, ich glaube, ich bekomme gerade ein Kind!« alles dabei. Bilderbuch-zyklen von 28 Tagen bis zu panischen 80-Tage-Zyklen, in denen man gefühlt jede zweite Woche einen Schwangerschaftstest machen möchte, diverse Arzttermine, Angst vor Endometriose und schät-zungsweise zehnmal der Rat meiner Ärzte, dem Leiden doch ein Ende zu bereiten und einfach die Pille wieder zu nehmen.

Es hat sehr lange gedauert, bis ich herausgefunden habe, welche Zusammenhänge es gibt und was bei mir persönlich dazu beiträgt, wie meine Periode verläuft. Heute verspüre ich ein bis zwei Tage vor Beginn der Regelblutung ein minimales Brustspannen und das Be-dürfnis, einen Netflix-Abend einer wilden Partynacht vorzuziehen. Sobald es dann »losgeht«, werden diese Symptome von wirklich leich-tem Ziehen an den ersten beiden Tagen der Blutung abgelöst. Es ist also durchaus machbar, von unerträglichen wehenartigen Schmer-zen und komplettem Knock-out zu minimalem Ziehen zu kommen, wenn man sich bewusst damit auseinandersetzt und handelt.

Hormone – Taktgeber im System

Hormone sind die Dirigenten unseres Körpers. Nur die wenigsten Menschen wissen, welche Macht diese Botenstoffe eigentlich haben oder was der Job dieser ominösen unsichtbaren Boten ist. Damit der menschliche Organismus mit all seinen Organen richtig funk-tioniert, müssen die verschiedenen Organsysteme miteinander kommunizieren. Ohne diese Kommunikation wären wir nicht le-bensfähig. Hierzu gibt es in unserem Organismus zwei Steuerungs-systeme: das Nervensystem und das Hormonsystem. Das endokrine System, so der medizinische Begriff, besteht aus einer Vielzahl von verschiedenen Botenstoffen, die in bestimmten Organen gebildet (→ Bild Seite 64) und ins Blut abgegeben werden. Im Blut ange-kommen nutzen sie Proteine als Transportmittel, um an ihr Ziel zu gelangen. Am Ziel wartet dann ein Rezeptor, an den das Hormon andocken kann, um seine Botschaft zu übermitteln und somit weitere Stoffwechselprozesse in Gang zu setzen. Von da an läuft es eigentlich wie beim Domino. Ein Hormon aktiviert das nächste, das wiederum das nächste, und so werden dauerhaft Prozesse gestartet oder gestoppt. Jedes Hormon, das ausgeschüttet wird, hat eine bestimmte Aufgabe und ein klar definiertes Ziel. Man kann sich das vorstellen wie ein Schlüssel-Schloss-Prinzip. Nicht jedes Hormon passt in jeden Rezeptor, alles hat seine Ordnung. Bis heute sind noch nicht alle Hormone inklusive deren Funktion erforscht, aber Wissenschaftler schätzen die Zahl auf über 1000.

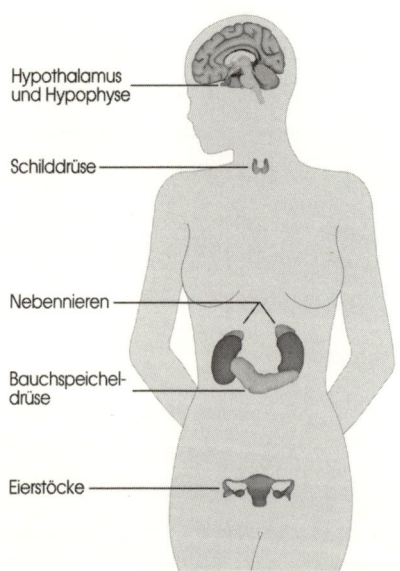

Hypothalamus und Hypophyse

Schilddrüse

Nebennieren

Bauchspeicheldrüse

Eierstöcke

Das endokrine System mit den wichtigsten Organen: Hypophyse, Schilddrüse, Nebennieren, Bauchspeicheldrüse und Ovarien

Über dieses fragile komplexe System werden so gut wie alle wichtigen Vorgänge im Körper gesteuert. Hormone sind also nicht nur wichtig für die Fruchtbarkeit, sondern sie steuern auch unseren Schlaf, den Hunger, die Körpertemperatur, die Herzfrequenz, den Stoffwechsel, den Blutdruck, den Blutzuckerspiegel, und sie haben einen großen Einfluss auf unsere Psyche.

Tanzt nur ein Hormon in diesem riesigen System aus der Reihe, kann das eine Vielzahl von weiteren Reaktionen auslösen und das ganze Konstrukt durcheinanderbringen. Wie ein riesiges Kartenhaus, das sofort zusammenfallen kann, wenn auch nur eine Karte fehlt.

Damit der Körper ein Hormon von A nach B wandern lassen kann, benötigt er Energie. Diese wird in den Zellen produziert, genauer gesagt in einem Zellorgan, dem Mitochondrium. Dieses beinhaltet den Zitratzyklus. In diesem werden letztendlich aus Nährstoffen Energie und Wärme hergestellt. Nährstoffe sind also der Treibstoff unseres Körpers. Fehlen diese, durch Vitamin- und Mineralstoffmängel oder schlechte Ernährung, gibt es einen Energiemangel, sodass die Hormone ihre Botengänge nicht mehr erledigen können. Gleiches passiert, wenn beispielwesie die Leber überlastet und somit nicht in der Lage ist, Vitalstoffe zu speichern und zu verteilen. Auch der Darm spielt eine wichtige Rolle, da er die Nährstoffe aus der Nahrung aufnimmt. Gelingt ihm das nicht, fehlt es an den wichtigen Energielieferanten.

Lange Rede, kurzer Sinn: Ohne Energie gibt es kein ausgewogenes Hormonsystem, und ohne ausreichende Nährstoffe und gesunde Organe gibt es keine Energie.

Nun sollte nicht nur deutlich geworden sein, wie wichtig Hormone für unseren Körper sind, sondern auch, wie wichtig die körperliche Gesundheit für den Hormonhaushalt ist. Die ganzheitliche Betrachtung ist also elementar. Wenn man diesen Organismus einmal genau analysiert und verstanden hat, fragt man sich automatisch, wie es eigentlich sein kann, dass die Antibabypille und deren Einfluss auf unser fragiles Hormonsystem heute als so harmlos dargestellt wird?

DIE WIRKWEISE DER PILLE

Über die Pille gibt es die verschiedensten Mythen, und tatsächlich kommt es mir so vor, als wüsste niemand so genau, wie sie im Körper eigentlich wirkt. Die häufigste Theorie ist wahrscheinlich die der »Scheinschwangerschaft«. Aber sind wir unter der Pille wirklich scheinschwanger? Nein, genau genommen nicht.

Die am häufigsten verschriebenen Antibabypillen sind kombinierte orale Kontrazeptiva, kurz KOK. Diese enthalten einen Östrogenersatzstoff, meistens Ethinylestradiol, und einen Progesteronersatzstoff, den man in dieser synthetischen Form Progestin oder Progestogen nennt. Zu diesen Progestinen gehören beispielsweise Levonorgestrel, Drosperinon und Dienogest.

Noch einmal zur Erinnerung:
Es handelt sich hierbei nicht um Hormone, wie sie in unserem
Körper vorkommen, sondern um künstliche Hormonersatzstoffe.
Diese synthetisch hergestellten, hochwirksamen Stoffe ähneln
unseren körpereigenen Hormonen Östrogen und Progesteron in ihrer
chemischen Struktur und können so deren Rezeptoren besetzen.

Für die verhütende Wirkung der Pille ist eigentlich nur das enthaltende Progestin von Bedeutung. Deshalb gibt es zwar Pillen ohne einen Östrogenanteil, aber niemals ohne einen Progestinanteil. Wird die Pille geschluckt und die Hormonersatzstoffe gelangen in den Blutkreislauf, reagiert die Hypophyse im Gehirn sofort. Sie kann aufgrund der Ähnlichkeit in der chemischen Struktur unser körpereigenes Progesteron nicht von den synthetischen Progestinen unterscheiden. Durch die große Menge an vermeintlichem »Progesteron« geht das Gehirn dann davon aus, dass bereits ein Eisprung stattgefunden haben muss, und schaltet sofort alle weiteren Vorgänge ab. Es passiert genau das, was in einem natürlichen Zyklus nach dem Eisprung passieren würde, nur eben den ganzen Monat. Durch diesen »Progesteron-Schwindel« wird die Hypophyse davon abgehalten, Follikelstimulierende Hormone (FSH) auszuschütten, um die Entwicklung der Eizellen anzuregen. Das führt zu einer Kettenreaktion: Ohne heranreifende Follikel gibt es auch keinen natürlichen Anstieg unseres Östrogens, dadurch wird auch kein Luteinisierendes Hormon (LH) ausgeschüttet, und natürlich bleibt dann auch der Eisprung aus. Der Körper wird von Tag eins des Pillenzyklus auf einem gleichbleibenden Hormonlevel gehalten, und unsere körpereigene Hormonproduktion wird abgeschaltet. Ab diesem Zeitpunkt läuft der »Zyklus« fremdgesteuert: Die Eierstöcke sind ruhiggestellt, die Eizellen komatös, die Gebärmutterschleimhaut wird nicht richtig aufgebaut, es wird kein Zervixschleim gebildet und der Muttermund durch einen Schleimpfropf verschlossen. Der »Östrogen«-Anteil in der Pille dient übrigens nicht der Verhütung, sondern hauptsächlich der »Stabilisation« des Zyklus. So viel zum Verhütungsmechanismus der Pille.

Was den meisten allerdings nicht bewusst ist, sind die Wirkungen, die diese synthetischen Hormone auf unseren gesamten Körper haben können. Eigentlich ist es schon schlimm genug, dass unsere eigene Hormonproduktion inklusive Zyklus abgeschaltet wird und uns dadurch die tollen Eigenschaften unserer körpereigenen Botenstoffe fehlen. Aber es darf auch nicht vergessen werden, dass die Antibabypille oral eingenommen wird und somit erst mal Magen, Darm und vor allem Leber passieren muss, wo sie natürlich auch Schaden anrichten kann. Einmal im Blut angekommen, wirken die Hormonersatzstoffe im gesamten Körper und haben somit enormen Einfluss auf unser gesamtes Hormonsystem.

Das ist auch der Grund für die unheimlich langen Auflistungen von Nebenwirkungen in den Beipackzetteln, die sich leider nur die wenigsten Frauen wirklich aufmerksam durchlesen.

BEI RISIKEN UND NEBENWIRKUNGEN ...

Seit 1961 kommt ein Pillenpräparat nach dem anderen auf den Markt, und jedes verspricht, weniger Risiken und Nebenwirkungen zu haben als die Präparate davor. Die Forschung und Weiterentwicklung der oralen Kontrazeptiva hält nun schon so viele Jahre an, und es kommt das unschöne Gefühl auf, dass nur verschlimmbessert wird. Mittlerweile gibt es ganze vier Generationen von Antibabypillen. Diese Generationen lassen sich in ihre Inhaltsstoffe einteilen:

1. Generation:
Ethinylestradiol in Kombination mit Norethisteron
2. Generation:
Ethinylestradiol in Kombination mit Levonorgestrel
3. Generation:
Ethinylestradiol in Kombination mit Desogestrel, Norgestimat, Gestoden oder Etonogestrel
4. Generation:
Ethinylestradiol in Kombination mit Cyproteronacetat, Chlormadionacetat, Drospirenon, Dienogest oder Nomegestrolacetat

Bei den ersten beiden Generationen beschwerten sich die Frauen neben bekannten Beschwerden wie Müdigkeit, Übelkeit, Benommenheit, Stimmungsschwankungen und Libidoverlust auch häufig über »optische« Nebenwirkungen wie Gewichtszunahme, Haarausfall oder auch Akne. Die Pharmaindustrie konzentrierte sich also darauf, die künftigen Pillen zu verbessern. Man experimentierte mit neuen Wirkstoffen und anderen Dosierungen, um die »Verträglichkeit« zu optimieren. Das gelang auch ganz gut, denn die Präparate der dritten und vierten Generation machten die Haut schöner, die Haare voller und man nahm davon auch nicht mehr zu. Großartig. Dummerweise hatte die Sache einen winzig kleinen Haken: Das Thromboserisiko war doppelt so hoch wie vorher. Schönheit vor Gesundheit? Man bekam also schönere Haare und verlor vielleicht sogar ein Kilo, erntete aber dafür dann eine kleine Thrombose? Das hat man sich ja schön ausgedacht.

Prinzipiell ist diese Tatsache ja schon schlimm genug, aber es ist ja jeder Frau überlassen, diese Entscheidung selbst zu treffen, wenn sie über alle Risiken und Nebenwirkungen informiert wurde. Wenn das Wörtchen »wenn« nicht wäre.

2016 untersuchte die Verbraucherzentrale Hamburg in Zusammenarbeit mit dem ZDF-Magazin »Frontal 21« die Aufklärung im Bezug auf hormonelle Verhütung durch Gynäkologen und kam zu einem erschreckend schlechten Ergebnis. »Viele Gynäkologen klären nur unzureichend über Verhütungsmethoden auf. Sie verharmlosen Risiken, verschweigen ungefährliche Alternativen und geben Werbebroschüren der Pharmaindustrie als Aufklärungsmaterial weiter.«[30]

Erschwerend hinzu kommt, dass »die Gynäkologen auf die Antibabypille als ideales Verhütungsmittel«[31] hinweisen und es bis heute leider keine Leitlinie gibt, »die den Fachärzten aufzeigt, wie eine Verhütungsberatung ablaufen muss«.[32]

Da fällt es nicht schwer zu glauben, dass auch heute noch mehr Pillen der dritten und vierten Generation verschrieben werden, und das, obwohl sie nicht nur teurer sind als ältere Präparate, sondern auch gefährlicher. Da kommt doch unweigerlich die Frage auf, warum offensichtlich gesundheitsgefährdende Pillen häufiger verschrieben werden als Präparate mit einem weniger hohen Risiko an lebensbedrohlichen Nebenwirkungen? Laut Kritikern ist alles eine Frage des Umsatzes.

Die Hersteller geben sich die größte Mühe, die neuen
Antibabypillen bestmöglich zu bewerben, nett zu verpacken und
kleine Schminkspiegel oder Beauty-Täschchen beizulegen.
Die Produktgruppe dieser gefährlichen »Beauty-Pillen«
beschert der Pharmaindustrie den mit Abstand größten Umsatz.
Mit knapp 1,3 Millarden Euro pro Jahr sprechen wir hier von
einem wirklich großen Goldesel. [33]

Ein Fakt, den auch die Techniker Krankenkasse (TKK) erschreckend fand und daraufhin den Pillenreport 2015 veröffentlichte. Die TKK versuchte, durch viel Pressearbeit nicht nur die Öffentlichkeit aufzuklären, sondern rief auch die Ärzte dazu auf, die weniger gefährlichen Pillen wieder aus ihren alten verstaubten Schubladen zu holen. Ungefähr im gleichen Zeitraum ging auch die mediale Pillenkritik los. Eine junge Dame verklagte den Pharmariesen Bayer aufgrund einer Lungenembolie, die sie durch die Einnahme der Antibabypille erlitt. Die Betroffene warf dem Hersteller vollkommen zu Recht vor, dass der Informationspflicht auf dem Beipackzettel nicht richtig nachgegangen wurde. Dieser Gerichtsprozess gab den Anstoß für eine massive Kritik an hormonellen Verhütungsmitteln. Durch die immer lauter werdenden öffentlichen Stimmen und die offene Kommunikation über Risiken, Nebenwirkungen und Folgen gingen die Verkäufe der oralen Kontrazeptiva seitdem um über vier Prozent pro Jahr zurück.[34] Doch die Pharmaindustrie behauptet immer noch, die von Thrombose, Lungenembolie oder Schlaganfall betroffenen Frauen seien Einzelfälle. Gleiches gilt für die Frauen, die durch die Folgen der Antibabypille gestorben sind.

Laut einer Reportage von »Frontal 21« im Jahr 2013 waren dem Bundesinstitut für Arzneimittel 440 Verdachtsfälle bekannt, in denen die Pille zu einer Thrombose geführt haben könnte, davon 14 mit Todesfolge. Meiner Meinung nach wären das ein bisschen viele Einzelfälle.

Der damalige Präsident des Instituts, Prof. Walter Schwerdtfeger, ging in dem Interview sogar noch einen Schritt weiter. Seiner Meinung nach »ist die Dunkelziffer etwa das 10- bis 20-fache größer« als die Fälle, die dem Bundesinstitut für Arzneimittel tatsächlich gemeldet wurden. Schockierend aber wahr: Viele Ärzte melden Verdachtsfälle schlicht und ergreifend einfach nicht, und somit verschwinden sie einfach im Nirvana. »Konsequenz ist, dass wir das tatsächliche Nebenwirkungsgeschehen nicht einschätzen können!«, so Schwerdtfeger im Interview. Eine Tatsache, die ich mehr als nur beunruhigend finde, denn wenn solche lebensbedrohlichen Nebenwirkungen schon nicht gemeldet werden, kann man davon ausgehen, dass alle harmloseren durch Antibabypillen aufgetretenen Beschwerden erst recht keine Meldung wert sind.

Widmen wir uns wieder den weniger lebensbedrohlichen Nebenwirkungen, hat sich auch nach der ganzen Forschung und Entwicklung nicht viel getan. Abgesehen von den optischen Problemen, die gegen ein höheres Thromboserisiko ausgetauscht wurden, sind so gut wie alle anderen Beschwerden immer noch an der Tagesordnung. Auch heute, 57 Jahre nach Markteinführung und um gefühlt 1000 verschiedene Präparate reicher, leiden Frauen immer noch an den gleichen Nebenwirkungen wie zu Beginn. Schaut man sich die Beipackzettel an, sind zu den damaligen Beschwerden eher noch ein paar hinzugekommen. Mittlerweile schmücken ungefähr 100 mögliche Nebenwirkungen, von häufigen bis seltenen, so einen Beipackzettel. Da sich leider nur sehr wenige Frauen mit einer Packungsbeilage beschäftigen, möchte ich die am gängigsten aufgeführten Nebenwirkungen gern noch mal veranschaulichen:

- Aggressionen
- Akne
- Allergische Dermatitis
- Appetit
- Appetitlosigkeit
- Asthma
- Augen, trockene und gereizte

- Augenbeschwerden, Sehstörungen
- Ausbleiben der Blutung (Amenorrhoe)
- Bauchschmerzen
- Beckenschmerzen
- Beeinträchtigung des Hörvermögens
- Benommenheit
- Blähungen
- Blutarmut (Anämie)
- Blutdruck, hoher oder niedriger
- Blutgerinnsel
- Blutungen (Menorrhagie)
- Blutungen, schmerzende (Dysmenorrhoe)
- Blutungen, schwache (Hypomenorrhoe)
- Blutungen, seltene (Oligomenorrhoe)
- Brustdrüsenentzündung (Mastitis)
- Brustschmerzen, Brustbeschwerden, Brustspannen
- Brustvergrößerung, Brustödeme
- Chloasma (goldbraune Pigmentflecken), Pigmentstörungen, verstärkte Pigmentierung
- Darmentzündung (Enteritis)
- Depressionen, depressive Verstimmungen
- Durchblutungsstörungen des Gehirns oder des Herzens
- Durchfall
- Eierstockzysten
- Eileiter- oder Eierstockentzündung
- Entzündung der Magenschleimhaut (Gastritis)
- Entzündung der Scheide
- Entzündung der Schleimhaut des Gebärmutterhalses (Zervizitis)
- Entzündung des äußeren Genitals (Vaginitis/Vulvovaginitis)
- Erbrechen
- Ermüdung
- Erschöpfung
- Fett-Überproduktion durch die Talgdrüsen (Seborrhoe)
- Genital-, Vaginalausfluss
- Gewichtszunahme
- Haarausfall (Alopezie)
- Harnwegsinfektionen, Blasenentzündung (Zystitis)
- Hautausschlag, Juckreiz
- Herzinfarkt
- Herzrhythmus, schneller

- Hitzewallungen
- Hörsturz, plötzlicher
- Hyperventilation
- Kopfschmerzen und Migräne
- Krampfadern
- Magenverstimmung
  (Dyspepsie)
- Muskel- und Knochen-
  schmerzen
- Muskelstörungen, die
  z. B. eine abnorme Körper-
  haltung verursachen können
  (Dystonie)
- Orangenhaut
- Pilzinfektionen
  (z. B. Candida)
- Pilzinfektionen, vaginale
  (Candidose, andere
  vulvovaginale Infektionen)
- Psychische Störungen
- Rückenschmerzen
- Schlaflosigkeit
- Schlafstörungen
- Schlaganfall,
  auch sog. Mini-Schlaganfall
- Schmerzen in Armen
  und Beinen
- Schuppen
- Schwäche
- Schwindel
- Schwitzen, starkes
  (Hyperhidrosis)
- Tinnitus
- Übelkeit
- Unwohlsein (generelles)
- Vermännlichung
  (Virilismus)
- Virusinfektionen durch
  geschwächtes Immunsystem,
  z. B. Lippenherpes, Grippe
  (Influenza), Bronchitis,
  Nasennebenhöhlenentzün-
  dung, Infekte der oberen
  Atemwege
- Wucherungen, gutartige,
  im Fettgewebe der Brust
  (Brustlipom)
- Wucherungen, gutartige,
  in der Gebärmutter
  (Leiomyom)
- Zwischenblutungen
  (vaginale Hämorrhagie und
  Metrorrhagie)

Tatsächlich waren das noch nicht alle Nebenwirkungen! Liest man sich diese einmal wirklich aufmerksam und bewusst durch, wird eigentlich schnell klar: Es gibt so gut wie nichts, was man von den unscheinbaren kleinen Tabletten nicht bekommen kann. So gut wie jedes Organ kann einer Beschwerde zugeordnet werden. Magen, Darm, Herz, Gehirn, Leber, Nieren, Geschlechtsorgane und sogar die Augen. Die »wildesten« Beschwerden, die man mit der Pille niemals in Verbindung bringen würde, können also sehr wohl als Nebenwirkung auftreten. Die Auflistungen der möglichen Symptome auf Packungsbeilagen sind nur die, die während der jeweiligen klinischen Studie bei den Probandinnen auftraten und deshalb aufgelistet werden mussten. Nicht gewertet werden übrigens Probandinnen, die während der Studie ausgestiegen sind, sogenannte »Drop-outs«. Haben an einer klinischen Studie also beispielsweise 10 000 Frauen teilgenommen, von denen 500 abgesprungen sind, wird das zwar dokumentiert, nicht aber der Grund für den Abbruch. Ob vielleicht ein Kinderwunsch oder unerträgliche Nebenwirkungen der Grund für den Abbruch waren, ist für das Studienergebnis irrelevant.

Alles, was der Konsument auf einem Beipackzettel an Informationen erhält, sind nur die »wichtigsten« Informationen zu Risiken, Nebenwirkungen und Warnhinweisen, eine Auswahl also. An wem das jeweilige Medikament getestet wurde, wie viele wegen Nebenwirkungen ausgestiegen sind oder wie lange und unter welchen Voraussetzungen das Medikament eingenommen wurde, erfährt man auf einer Packungsbeilage nicht. Tatsache ist aber, dass alles, was auf so einem leider zu Unrecht ignorierten, schlecht gefalteten Zettelchen steht, durchaus auftreten kann! Auch wenn Ärzte gern behaupten, dass die Nebenwirkungen nur zur rechtlichen Absicherung des Pharmakonzerns aufgelistet sind und niemals auftreten werden.

Eines sollte jedem bewusst sein, und das gilt für jedes Medikament:
Nur weil etwas nicht auf dem Beipackzettel steht,
bedeutet das nicht, dass es nicht trotzdem eine Beschwerde
durch das Medikament sein kann.

Im speziellen Fall der Pille erinnern wir uns kurz daran, dass Risiken und Nebenwirkungen, die in den 60er- und 70er-Jahren noch abgestritten wurden, heute offiziell nachgewiesen sind. Es ist also durchaus möglich, dass alles, was heute dementiert wird, in den nächsten 20 bis 30 Jahren auf den Packungsbeilagen der Zukunft zu finden sein wird. Auch Wissenschaftler sagen früher wie heute ganz offen, man könne immer noch nicht genau wissen, was diese Hormone anrichten.

Als Betroffene kann man übrigens, unabhängig von seinem Arzt, aufgetretene Nebenwirkungen melden. Leider wissen das nur die wenigsten und melden sie deshalb auch nicht. Doch wenn Nebenwirkungen nicht gemeldet werden, wird sich nie etwas ändern.

Nicht ernst genommen?

Viele Frauen machen leider die frustrierende Erfahrung, mit ihren Beschwerden und Symptomen nicht richtig ernst genommen zu werden. Denn selbst wenn die von den Patientinnen geschilderten Leiden schwarz auf weiß auf einem Beipackzettel zu finden sind, scheint das vielen Ärzten noch nicht auszureichen. Auch hier wird um die Wette dementiert. In einigen Fällen ist der Respekt vor dem Mann in Weiß und seinem grenzenlosen Wissen so groß, dass Frau sich ihre Beschwerden einfach ausreden lässt. »Es liegt nie an der Pille, es liegt an uns.«

Woher kommt nur die Theorie, dass wir Frauen grundsätzlich nur psychosomatische oder gar eingebildete Beschwerden haben? Ist die Libido verschwunden, rät man uns, die Beziehung zu hinterfragen, statt die Pille abzusetzen. Bei Schlafstörungen, Panikattacken oder Depressionen sollen wir Stress reduzieren und unser Leben auf den Kopf stellen – oder man überweist uns gleich zum Psychiater. Antidepressiva werden es schon richten.

Leider ist auch das ein Phänomen, das sich schon über Jahrzehnte hält und einen ganz bestimmten Grund hat, der seinen Ursprung bei Gregory Pincus findet. Der Mann, der die erste Antibabypille entwickelt hat, wurde in den ersten Jahren nach der Markteinführung bereits mit Beschwerden und aufgetretenen Nebenwirkungen seiner Erfindung konfrontiert. Schon während der ersten klinischen Studie war er sich sicher, dass die Frauen das Problem waren und nicht seine Pille. Diese Einstellung behielt er bei und startete einen Versuch, der beweisen sollte, dass Frauen sich die Beschwerden nur einbilden. Hierzu teilte er eine Reihe von Damen in drei Gruppen ein.

Gruppe 1
Diesen Damen gab er die Pille, ohne sie über mögliche Nebenwirkungen aufzuklären.

Gruppe 2
Sie bekamen Placebos, also wirkunslose Pillen. Ihnen wurden aber die möglichen Risiken und Nebenwirkungen der Antibabypille genau erklärt.

Gruppe 3
Sie bekamen die Antibabypille und eine Aufklärung über Risiken und Nebenwirkungen.

Ergebnis: 6,3 Prozent der Frauen, die die Pille einnahmen, ohne vor Nebenwirkungen gewarnt worden zu sein, meldeten Beschwerden. 17,1 Prozent der Placebogruppe hatten Symptome, obwohl sie gar keine Hormone genommen hatten. 23,3 Prozent der dritten Gruppe, die sowohl die echte Pille genommen hatten als auch über alle möglichen Begleiterscheinungen informiert worden waren, meldeten heftige Nebenwirkungen.[35]

Natürlich gibt es sowohl einen Placebo- als auch einen Nocebo-Effekt. Das möchte ich absolut nicht abstreiten. Schließlich ist die menschliche Psyche sehr stark, jeder wird diese Erfahrung schon einmal gemacht haben. Schlechte Laune und emotionale Probleme können sich durchaus auf den Körper auswirken. Redewendungen wie »Das ist ja zum Kotzen«, »Da läuft einem ja die Galle über« oder auch die »Laus, die jemandem über die Leber läuft« haben einen realen Hintergrund. Allerdings kann man diese eine Studie mit einer Handvoll Frauen nicht auf Millionen Anwenderinnen beziehen. Zumal man natürlich auch hier wieder nicht weiß: Wer waren die Probandinnen? Wie war deren gesundheitlicher Hintergrund? Wie lief die Studie genau ab? Aber leider spielt das für viele keine Rolle. Seit diesem Versuch sind Frauen als Hypochonder abgestempelt, was wir auch heute, 54 Jahre später, noch zu spüren bekommen. Wie heißt es doch so schön? »Ich glaube keiner Statistik, die ich nicht selbst gefälscht habe«. Diesen Satz kann man durchaus auch auf Studien übertragen.

Selbst wenn Pincus' Schlussfolgerungen richtig wären und wir Frauen diese schlimmen, lebensbeeinträchtigenden Symptome über unsere Psychosomatik selbst herbeiführen oder uns einbilden würden, mindert das doch nicht den Handlungsbedarf!

Laut Duden bezeichnet die Psychosomatik die »Bedeutung psychischer Vorgänge für die Entstehung und den Verlauf von Krankheiten«. Es handelt sich also um reale, spürbare, körperliche Symptome, die durch psychische Vorgänge entstanden sein können. Vielleicht haben wir unterbewusst eine Abneigung gegen das Manipulieren unseres natürlichen Zyklus, vielleicht stört es die weibliche Psyche, künstlich unfruchtbar gemacht zu werden. Wer weiß das schon? Aber mal angenommen, alle Beschwerden, die Frauen in ihrem Leben durch die Pille hatten, waren psychosomatischer Ursache, macht es denn die Symptome weniger schlimm? Eher nicht! Sobald die Ursache mit der Einnahme der Pille zusammenhängt, ob psychosomatisch oder nachweislich körperlich: Die Beschwerden sind da, sie sind teilweise unerträglich, und niemand sollte sie akzeptieren! Ende der Diskussion.

WAS IHNEN KEINER ÜBER DIE PILLE ERZÄHLT ...

Die Antibabypille und ihr Einfluss auf die weibliche Gesundheit, Psyche und unser ganzes Wesen ist ein absolutes Mysterium. Für dieses Buch habe ich viele Gespräche mit Gynäkologen und Gynäkologinnen geführt. Die teilweise erschreckenden Ergebnisse dieser Unterhaltungen habe ich mir zwar für ein späteres Kapitel aufgehoben, aber ein Zitat passt an dieser Stelle so gut wie kein anderes.

»Die Pille ist ein riesiger, bereits Jahrzehnte andauernder Feldversuch am weiblichen Geschlecht, und bis heute tappen wir größtenteils im Dunkeln.«

Das bringt es auf den Punkt! Nach 57 Jahren und allen möglichen Theorien, Studien, Dementis und Unschlüssigkeiten über Risiken, Nebenwirkungen, Folgen und eventuelle Zusammenhänge ist eigentlich immer noch nichts so wirklich klar. Bis heute gibt es beispielsweise die verschiedensten Studien zum Thema Krebs. Begünstigen orale Kontrazeptiva nun Krebs oder schützen sie sogar vor einigen Arten? Man weiß es nicht. Bisher wird vermutet, dass das Risiko, an Brust- oder Gebärmutterhalskrebs zu erkranken, steigt, während das Risiko bei Eierstockkrebs sinkt. Klar sind die Ergebnisse aber immer noch nicht genau. Erschwerend kommt hinzu, dass es auch nicht zu jeder neuen Vermutung und eventuellen Zusammenhängen sofort groß angelegte Studien gibt. Außerdem werden Studien oft von den Pharmafirmen selbst in Auftrag gegeben, worunter dann höchstwahrscheinlich auch die Objektivität leiden dürfte. Für mich persönlich braucht es auch nicht für jede Theorie eine Studie zu geben, die etwas belegt. Meiner Wenigkeit reicht häufig der logische Menschenverstand.

Meine Logik sieht so aus: Bin ich kerngesund, putzmunter und happy, schlucke ein Medikament und entwickele aus dem Nichts Symptome, dann setze ich das Präparat wieder ab. Verschwinden die Beschwerden danach wieder, lag es eindeutig an dem Medikament.

Auf die breite Masse bezogen heißt das: Hat ein Mädchen nach der Einnahme der Pille Symptom XY, ist das ein Zufall. Haben das gleiche Symptom weitere 20 Frauen, werde ich schon hellhörig. Trifft es aber auf 100 Damen zu, braucht es keine wissenschaftliche Studie, um den Zusammenhang festzustellen.

Das Phänomen der unerklärbaren Symptome und Zusammenhänge ist bei Frauen, die die Pille nehmen oder gerade abgesetzt haben, immer wieder zu sehen. Seitdem ich den Blog »Generation Pille« 2015 ins Leben gerufen habe und eine riesige Community daraus entstand, erlebe ich die auffälligen Parallelen der Frauen jeden Tag hautnah. Teilweise sind diese Dinge bereits durch Studien oder zumindest durch Fachärzte und die Biochemie nachzuweisen, andere sind nach wie vor wissenschaftlich »unklar«, betreffen aber so viele Frauen, dass ich einen Zufall ausschließe. Eines kann man aber über all die folgenden Beschwerden, Wirkungen und Folgen sagen: Darüber gesprochen oder aufgeklärt wird nicht!

Pille und Partnerwahl

Es folgt eine Tatsache, die den wenigsten Menschen bewusst ist: Die Partnerwahl ist eigentlich ein rein biochemischer Prozess. Dabei wird sichergestellt, dass der potenzielle Partner zu unserem Erbgut passt und unsere Nachkommen stark und robust werden. Einen wichtigen Teil dabei übernimmt das Immunsystem. Es ist dafür zuständig, fremde Bakterien, Viren oder Schädlinge abzutöten oder gar nicht erst reinzulassen. Hierfür bildet es MHC-Moleküle, und diese Moleküle sind für die Partnerwahl ausschlaggebend. Wir suchen uns unbewusst und ganz automatisch, gelenkt von unserem Immunsystem, den Partner aus, der nicht über die gleichen Moleküle verfügt wie wir selbst. So wird gesichert, dass die Nachkommen mit einer Vielzahl an Molekülarten versorgt werden können. Das gelingt am besten, wenn das Paar verschiedene Molekülarten aufweist. Das Immunsystem bestimmt also, ob die Moleküle zweier Menschen zueinanderpassen, und vermittelt diese Information über den Körpergeruch. Unser Körperduft wird von den individuellen Bakterien auf der Haut geprägt und transportiert damit chemische Signale, die sogenannten Pheromone. Über diese erschnuppern wir, ob die MHC-Moleküle des anderen Geschlechts passen oder nicht. Der Chemiker Karl Peterson hat den Begriff Pheromone wunderbar beschrieben:

»Es sind Substanzen, die von einem Individuum nach außen abgegeben werden und bei einem anderen Individuum der gleichen Art spezifische Reaktionen auslösen.«[36]

Das ist der natürliche Verlauf der Partnerwahl. Da mit der Einnahme der Pille aber der natürliche Zyklus abgeschaltet wird und synthetische Hormonersatzstoffe alles regeln, wirkt sich das auch auf die Partnerwahl aus. Das ausgeklügelte Auswahlverfahren funktioniert nicht mehr. Durch die Inhaltsstoffe der Antibabypille verändert eine Frau nicht nur ihren eigenen Körpergeruch, sie nimmt auch den Duft ihres potenziellen männlichen Partners anders wahr als ohne Pille. Dabei ist der Duft der Haut das ausschlaggebende Kriterium dafür, ob man gut zusammenpasst.

Ein weiteres Hindernis bei der Partnerwahl ist der künstliche Pillenzyklus an sich. In einem natürlichen Zyklus verändert sich der Männergeschmack sogar in den Zyklusphasen. Während Frauen vor dem Eisprung eher abenteuerlustige, verwegene »Draufgänger« anziehend finden, tendieren sie nach der Ovulation eher zu Vorzeige-Schwiegersöhnen. Da der Körper zwischen Eisprung und Menstruation noch nicht sicher ist, ob eine Befruchtung stattgefunden hat oder nicht, geht er eher auf Nummer sicher. Frauen sind nach dem Eisprung also eher ruhiger, mehr auf Sicherheit ausgelegt und eher im »Nestbau-Modus«. Das spiegelt sich auch im Männergeschmack wider. Unter Einnahme der Pille gibt es dieses natürliche Wechselspiel nicht, sondern der weibliche Körper befindet sich durchgehend in der künstlichen Lutealphase, also der Phase nach dem Eisprung. Das bedeutet, auch hierdurch wird der Männergeschmack beeinflusst.

Das alles kann zur Folge haben, dass man seinen Partner nach dem Absetzen der Pille wortwörtlich nicht mehr riechen kann. Natürlich muss keiner dieser Effekte auf jedes Paar zutreffen, aber es ist durchaus möglich. Mittlerweile gibt es auch zwei Studien, die diese Theorie bestätigen.

> *Eine Studie beschäftigte sich mit Ehepaaren, die sich während der Einnahme der Pille kennenlernten und heirateten. Nach dem Absetzen fanden die Frauen ihre Männer weniger anziehend. Auch ihr Sexualleben erfüllte sie nicht mehr.*

Es wurde sogar schon spekuliert, ob die Antibabypille eventuell Einfluss auf die heute so hohe Scheidungsrate hat.[37] Eine andere Studie ging noch einen Schritt weiter. Hier wurde überlegt, welche Auswirkungen das durch die eventuell falsche Partnerwahl aufkommende, nicht passende genetische Material auf die Nachkommen haben könnte. Der Leiter der Studie, der Dozent für evolutionäre Psychologie Craig Roberts, ist der Meinung, »Die MHC-Ähnlichkeit in Paaren könnte zu Fruchtbarkeitsproblemen führen«. Auch von einem höheren Risiko von Fehlgeburten ist die Rede, und falls es tatsächlich zu Nachwuchs kommt, könnte es sich negativ auf dessen Immunsystem auswirken.[38] Erschreckend!

Die Pille in der Pubertät

Die Pubertät ist eine sehr wichtige Zeit für Jungen und Mädchen. Nicht nur psychisch, sondern auch physisch finden einige Entwicklungen statt. Gerade bei Mädchen ist diese Zeit von großer Bedeutung, weil es die Phase ist, in der sich das ganze Hormonsystem entwickelt. Die Kommunikation zwischen den einzelnen hormonbildenden Organen beginnt, und es braucht ein bisschen Zeit und Übung, bis das Zusammenspiel aller Botenstoffe reibungslos funktioniert. Aber genau das ist der Punkt. Bis der Körper gelernt hat, wie der weibliche Zyklus funktioniert, braucht es Zeit. Dafür ist die Pubertät gedacht. Mittels Pille wird diese wichtige Entwicklung einfach unterbrochen. Laut der vorherrschenden Meinung der Gynäkologie hat das aber angeblich absolut keine negativen Auswirkungen auf die spätere Gesundheit oder die Entwicklung einer Frau. Ich persönlich sehe das anders.

Es ist kein Zufall, dass gerade die Frauen, die die Pille schon zu Beginn ihrer Pubertät einnahmen, nach dem Absetzen die meisten Probleme haben, wieder in eine Balance zu finden. Diese Erfahrung durfte ich auch schon machen.

Mein Körper wusste nach dem Absetzen der Pille gar nicht, was er ohne die künstlichen Hormone, die er über mehrere Jahre bekommen hatte, machen sollte. Er hatte es ja auch nie gelernt. Ausbleibende Zyklen, keine Eisprünge und zuletzt postmenopausale Hormonwerte waren die Folge. Tatsächlich gibt es auch bis heute nicht eine Studie, die in irgendeiner Weise darstellt, welche Auswirkungen die Pille auf pubertierende Mädchen hat.[39] Diese Studie wird es auch nie geben, denn rein gesetzlich ist es gar nicht möglich, Mädchen unter 18 Jahren in eine solche Studie einzubinden. Die Meinung, die Antibabypille wäre für Jugendliche unbedenklich, ist meines Erachtens nach also pure Spekulation. Trotzdem war laut dem Pillenreport der Techniker Krankenkasse die jüngste Patientin, der zwischen 2011 und 2013 die Pille verschrieben wurde, gerade mal elf Jahre alt.

Weibliche Attraktivität unter Einfluss der Pille

Eine Frau hat in jedem natürlichen Zyklus drei verschiedene Phasen: die Follikelphase, die Ovulationsphase und die Lutealphase. In jeder Phase dominieren andere Hormone. Diese sind ausschlaggebend dafür, wen wir gerade attraktiv finden und auch wie attraktiv wir auf Männer wirken. Es gab einmal einen sehr interessanten wissenschaftlichen Versuch, der das belegte. Bei diesem Versuch der University of New Mexico in Albuquerque ging es um das Trinkgeld von Stripperinnen.[40] Man untersuchte die Veränderung der Höhe des Trinkgelds während der verschiedenen Zyklusphasen. Dafür beobachtete man sowohl Tänzerinnen mit natürlichem Zyklus als auch Tänzerinnen, die die Pille nahmen. Bei der Versuchsgruppe mit der Pille veränderte sich das Trinkgeld nicht. Bei den Tänzerinnen mit einem natürlichen Zyklus verdoppelte sich das Trinkgeld in der fruchtbaren Zeit! Frauen wirken rund um ihren Eisprung auf Männer viel attraktiver. Laut dem Psychologen, der diesen Versuch durchführte, funktioniert das auch bei anderen Berufen. Frauen können also während ihrer fruchtbaren Phase mehr Erfolg in gewissen Bereichen erzielen. Autoverkäuferinnen verkaufen beispielsweise mehr Autos, und Präsentationen oder auch Vorstellungsgespräche laufen besser. Er rät jeder Frau, solche Termine in die Ovulationsphase zu legen. Für diesen Versuch erhielten die beiden Forscher 2008 den Nobelpreis für Wirtschaft.[41]

Wachstum der Gebärmutter beeinträchtigt!

Unter Gynäkologen scheint das kein Geheimnis zu sein, aber für mich war es ein Schock. Beginnt man mit der Einnahme der Pille, noch bevor die Gebärmutter ausgewachsen ist, hört sie einfach auf zu wachsen. Durch die künstlichen Hormonersatzstoffe wird das natürliche Wachstum dieses wichtigen Organs einfach gestoppt. Bei meinen Unterhaltungen mit Frauenärzten und Frauenärztinnen fielen in diesem Zusammenhang Begriffe wie »Mäuse-Gebärmutter« oder auch »präpubertäre Uteri«. Nachdem ich die Schockstarre überwunden hatte, ist mir mein erster Besuch beim Gynäkologen nach dem Absetzen der Pille wieder eingefallen. Den Termin fand ich sehr seltsam, und ich bin auch nie wieder zu ihm gegangen. Aber damals dachte ich, ehrlich gesagt: Der Mann hat sie einfach nicht mehr alle. Jetzt erst habe ich verstanden, wie er zu folgender Aussage kommen konnte, während er gerade einen vaginalen Ultraschall machte: »Ooooh, das ist aber eine süße kleine Gebärmutter. Die ist ja niedlich!! Ja, hallo, du Kleine!« Eigentlich habe ich nur darauf gewartet, dass er in Babysprache noch »gutschi, gutschi, gu!« ruft. Das blieb mir glücklicherweise erspart. Dennoch fand ich diesen Frauenarztbesuch damals einfach nur sehr seltsam, unangenehm und irgendwie unpassend.

Heute weiß ich: Meine Gebärmutter war wirklich klein und niedlich. Nur ist klein und niedlich in diesem speziellen Kontext kein Kompliment. Glücklicherweise ist so ein Uterus ein tolles Organ und durchaus in der Lage, nach dem Absetzen der Pille noch mal zu wachsen. Meist tut sie das innerhalb von sechs bis zwölf Monaten, das ist bei jeder Frau unterschiedlich.

Pille und Zahngesundheit

Auch auf die Zähne kann sich die Einnahme der Pille negativ auswirken, denn tatsächlich hat auch das menschliche Zahnfleisch hormonelle Rezeptoren. Dass Hormone prinzipiell einen Einfluss auf die Zahngesundheit haben können, weiß jede Frau, die schon mal schwanger war. Nicht umsonst heißt es »Jede Schwangerschaft kostet einen Zahn«. Der dauerhafte Einfluss der synthetischen Hormonersatzstoffe kann sich also durchaus auf Zähne und Zahnfleisch auswirken.

Von schrumpfenden Eierstöcken und verlorenen Eizellen

Die biologische Uhr einer Frau tickt unaufhörlich. Wir wissen alle, dass wir nicht ewig jung bleiben und somit auch nicht ewig fruchtbar sind. Heute kann man durch Laboruntersuchungen sehr genau erkennen, wo der Zeiger unserer Fruchtbarkeitsuhr steht. Hierzu werden zwei Parameter beurteilt: Der Spiegel des Anti-Müller-Hormons (AMH) im Blut und die Anzahl der frühen (antralen) Follikel im Eierstock. Da sich gezeigt hat, dass sich beide Parameter mit steigendem Alter verändern, wurden AMH und AFC als Marker der ovarialen Alterung anerkannt.

Eine dänische Studie fand 2014 heraus, dass die Werte des Anti-Müller-Hormons und der antralen Follikel bei Anwenderinnen der Pille um bis zu 19 Prozent niedriger waren als bei Patienten ohne hormonelle Verhütung. Darüber hinaus war auch das Volumen der Eierstöcke viel kleiner, genauer gesagt, bis zu 52 Prozent kleiner als bei Frauen ohne Einfluss der synthetischen Hormone. Die stärksten Einbußen gab es bei Probandinnen im Alter zwischen 19 und 29,9 Jahren.[42]

Beeinträchtigter Muskelaufbau

Sport machen und Muskeln aufbauen kann während der Einnahme der Pille eine Herausforderung sein. Viele Frauen haben diese frustrierende Erfahrung schon gemacht: Sie trainieren sich dumm und dämlich, sehen aber keine zufriedenstellenden Ergebnisse. Unter den am beliebtesten geltenden oralen Kontrazeptiva finden sich sehr viele sogenannte »antiandrogene« Pillen. Diese unterbinden die Produktion unserer körpereigenen männlichen Hormone, insbesondere Testosteron. Dummerweise benötigen wir Frauen dieses Hormon aber auch! Zum einen ist es wichtig für unsere Libido, unsere Power und unseren Antrieb, aber eben auch für den Muskelaufbau. Bei Pillenpräparaten ohne antiandrogenen Effekt kann es ebenfalls zu Problemen beim Muskelaufbau kommen, weil sehr oft Wasser eingelagert wird. Diese Wassereinlagerungen lassen zumindest optisch keinen großen Spielraum für Muckies.

Pille versus Schilddrüse

Auch eine Tatsache, die einem weder die Packungsbeilage noch der Gynäkologe verrät: Die Schilddrüse wird durch die Pille nachweislich beeinträchtigt. Fast täglich bekomme ich Mails oder sehe neue Nachrichtien in unserer Community von Frauen, bei denen während der Einnahme der Pille oder auch kurz nach dem Absetzen eine Schilddrüsenfunktionsstörung diagnostiziert wurde. Mindestens genauso oft gibt es glücklicherweise auch das Phänomen, dass Mädchen einige Zeit nach dem Absetzen der Pille ihre Schilddrüsenmedikation senken oder sogar ganz ausschleichen konnten.

Durch die Beeinflussung des Vitalstoffhaushaltes, der Leberfunktion, der Nebennieren und auch durch eine eventuell entstehende Östrogendominanz kann so gut wie jedes Pillenpräparat die Schilddrüse negativ beeinflussen.

Nicht nur für mich lag das ganz klar auf der Hand, auch die meisten Heilpraktiker, Orthomolekularmediziner, Ernährungsmediziner und auch allgemein naturheilkundlich eingestellte Ärzte sehen das sehr ähnlich. Doch in der großen weiten Welt der Schulmedizin und speziell bei den meisten Hausärzten, Gynäkologen und Endokrinologen war diese Erkenntnis leider noch nicht angekommen, bis ein sehr spannender Artikel in einem Fachmagazin für Gynäkologen erschienen ist. Dieser bezieht sich speziell auf die Wirkung kombinierter Antibabypillen auf die Schilddrüse.[43] Von kombinierten Kontrazeptiva spricht man, wenn sowohl ein synthetisches Östrogen als auch ein synthetisches Progesteron enthalten sind. Der am häufigsten verwendete synthetische Hormonersatzstoff für Östrogen ist Ethinylestradiol, und genau dieser Stoff macht der Schilddrüse zu schaffen.

Der Östrogenanteil in diesen kombinierten Pillen hat neben seiner Funktion als »Zyklusstabilisator« auch einen antiandrogenen Effekt. Um diesen besagten Effekt zu erzielen, erhöht das Ethinylestradiol das hormonbindende Eiweiß, auch SHBG (Sexualhormon-Bindendes Globulin) genannt. So werden Androgene, also männliche Hormone, an diese Eiweiße gebunden und somit wirkungslos. Das Problem ist allerdings, dass nicht nur vermehrt SHBG gebildet wird, sondern auch TBG (Thyroxin-Bindendes Globulin), ein spezielles Eiweiß zur Bindung freier Schilddrüsenhormone. Wie bei den Androgenen sind es bei den Schilddrüsenhormonen auch nur die »freien«, also die nicht an Eiweißstoffe gebundenen Hormone, die im Körper eine Wirkung erzeugen und brauchbar sind. Bemerkt der Körper, dass es an diesen freien Schilddrüsenhormonen mangelt, schüttet er vermehrt TSH aus. Dieses Thyreoidea-Stimulierende Hormon, besser bekannt als TSH, ist sozusagen das Kommando unserer Hypophyse an die Schilddrüse. Eigentlich bedeutet ein hoher TSH-Wert also nichts anderes als die körpereigene Botschaft: »Liebe Schilddrüse, bitte produziere mehr Hormone!« Je weniger freie Schilddrüsenhormone unser Körper also wahrnimmt, desto höher wird automatisch der TSH.

Auf den Punkt gebracht bedeutet das also, dass die Schilddrüse während der Einnahme besagter Pillenpräparate in eine künstliche Unterfunktion versetzt wird. So ist also nicht die Schilddrüse an sich das Problem bzw. die Ursache, sondern die Pille. Diese besagten Eiweiße, die durch die Einnahme kombinierter Pillenpräparate dazu führen, dass die Schilddrüse in eine künstliche Unterfunktion versetzt wird, bauen sich ungefähr innerhalb eines halben Jahres nach Absetzen der Pille wieder ab. Das bedeutet allerdings auch, dass die Werte in den ersten sechs Monaten noch nicht wirklich aussagekräftig sind. Unterm Strich lässt sich also sagen: »Nicht überall, wo Schilddrüsenunterfunktion drauf steht, ist auch Schilddrüsenunterfunktion drin.«

Pille und Augen

Auch wenn es hierzu noch keine mir bekannten Studien gibt, ist es doch recht auffällig, wie viele Frauen eine Veränderung ihrer Sehkraft feststellen, sobald die Pille abgesetzt wird. Viele Frauen brauchen danach eine neue Brille, und auch die Feuchtigkeit der Augen kann sich offensichtlich verändern. Es kommt nämlich durchaus vor, dass Kontaktlinsen plötzlich wieder vertragen werden. Mir ist auch aufgefallen, dass in den Patienten- bzw. Kundenfragebögen einiger Augenärzte und Optiker die Einnahme der Pille abgefragt wird. Ich habe natürlich gleich nachgefragt, und die Antwort des Augenarztes wie auch des Optikers war identisch: »Fragen Sie mich nicht, warum, aber die Antibabypille hat bei meinen Patienten/ Kunden einen enormen Einfluss auf die Augengesundheit.«

Veränderung der weiblichen Gehirnstruktur

Neurowissenschaftler der University of California Los Angeles (UCLA) fanden durch eine Studie heraus, dass sich Teile des Gehirns verkleinern und deren Funktionen sogar beeinträchtigt werden.[44] Bei Pillenanwenderinnen waren zwei Kernregionen des Gehirns dünner und kleiner als bei Frauen, die keine Pille nahmen. Die betroffenen Stellen sind zum einen der »Laterale orbitofrontale Kortex«, wichtig für Emotionskontrolle und Entscheidungsfindung, und zum anderen der »Posteriores Cingulum Kortex«, zuständig für Informationsverarbeitung und Erinnerungen. Ob sich das nach dem Absetzen der Pille wieder normalisiert und welche Nebenwirkungen die veränderte Struktur hervorrufen könnte, weiß man noch nicht genau. Aktuell wird spekuliert, dass die vielen psychischen Symptome, die häufig mit der Pille einhergehen, eventuell damit zusammenhängen könnten.

Pille und Darm

Der Darm ist eines der wichtigsten Organe unseres Körpers, denn er beherbergt rund 80 Prozent unseres Immunsystems. In ihm tummeln sich mehr Lebewesen in Form von Bakterien, Viren und Pilzen, als es Menschen auf der Erde gibt. Insgesamt siedeln etwa 100 Billionen Bakterienzellen im Darm. Diese Darmbewohner sind auch bekannt als Darmflora, die heute übliche Bezeichnung ist jedoch Mikrobiom. Das Mikrobiom gilt schon fast als ein eigenständiges Organ. Tatsächlich haben unzählige Krankheiten ihren Ursprung im Darm. Die Gesundheit des Darms inklusive des Mikrobioms ist also enorm wichtig. Jedes vierte Medikament beeinflusst die Bakterienstämme im Darm, das hat eine Studie Anfang 2018 festgestellt. Unter anderem betrifft das auch die in der Pille enthaltenen synthetischen Östrogene. Sie können die Darmflora aus dem Gleichgewicht bringen.[45] Außerdem fördern sie schädliche Hefepilze. Auf Dauer kann das nicht nur zu Verdauungsproblemen führen, sondern auch zu Nahrungsmittelunverträglichkeiten, Allergien, Pilzinfektion in Scheide und/oder Darm und einigen unschönen weiteren Problemen. Auch ein Zusammenhang zwischen einer schlecht besiedelten Darmflora und wiederkehrenden Blasenentzündungen wird vermutet. Dieses Bild spiegelt sich auch in dem Feedback wieder, das ich bekomme. Mir berichten viele Frauen, dass ihre Allergien, Intoleranzen, Pilzinfektionen, Verstopfungen und auch Blasenentzündungen nach dem Absetzen der Pille verschwunden waren.

Chronisch-entzündliche Krankheiten

Eine weitere unschöne Tatsache brachte eine amerikanische Studie zutage.[46] Die Erkenntnisse dieser Studie besagen: Frauen, die die Pille nehmen, haben ein weitaus höheres Risiko, eine chronische Darmerkrankung zu entwickeln. Als Beispiel hierfür seien Colitis ulcerosa und Morbus Crohn genannt. Einige Ärzte vermuten auch einen Zusammenhang zwischen der Entstehung von Hashimoto und der Pille.

Pille und Leber

Neben ihrer bekanntesten Tätigkeit – dem Entgiften – hat die Leber noch viele andere wichtige Aufgaben. Unter anderem ist sie durch die Bildung von Gallenflüssigkeit an einer gesunden Verdauung beteiligt, sie speichert wichtige Stoffwechselprodukte wie z. B. Zucker,

Eisen, Kupfer, Vitamine (Vitamin A, B_{12}, D, E) sowie Folsäure und schickt diese bei Bedarf an die Zielorgane. Außerdem ist sie maßgeblich an der Schilddrüsenfunktion beteiligt, da sie das Schilddrüsenhormon T4 in das aktive und benötigte T3 umwandelt. Zudem bildet die Leber Eiweiße zum Transport unserer Hormone, ohne die unser Hormonsystem nicht funktionieren kann. Das sind nur einige wichtige Funktionen der Leber.

Alle Medikamente inklusive der Pille passieren die Leber und werden von ihr direkt abgebaut (First-Pass-Effect). Das bedeutet, damit ein Medikament nicht völlig der Entgiftung zum Opfer fällt, muss es viel höher dosiert werden, als es eigentlich nötig wäre. Ungefähr zwei Drittel eines Medikaments werden von der Leber neutralisiert, und »nur« ein Drittel der Dosis zeigt die gewünschte Wirkung. Folge ist eine dauerhafte Leberbelastung. Da die Leber nun völlig kraftlos vor sich hin entgiftet, hat sie natürlich weniger Zeit und Power, um sich ihren anderen wichtigen Aufgaben zu widmen. Das hat zur Folge, dass sie irgendwann alle Aufgaben, die über die Entgiftung hinausgehen, nicht mehr zu 100 Prozent erfüllen kann. Diverse Beschwerden und Symptome wie Erschöpfung, Schlafstörungen, Akne, Haarausfall, Verdauungsprobleme und Übelkeit bis hin zu vielen weiterführenden ganzheitlichen Problemen können auftreten.

Die Pille verbraucht Vitamine und Mineralstoffe

Jedes Medikament »verbraucht« im Stoffwechsel bestimmte Stoffe wie Vitamine, Enzyme oder Mineralien. Da die Pille – auch wenn diese Tatsache gern ignoriert wird – ein Langzeitmedikament ist, verbraucht sie davon sehr viele. Heute weiß man, dass sie unter anderem für einen Mangel an Vitamin C, Vitamin E, Vitamin D3, Vitamin B$_{12}$, Vitamin B$_6$, Folsäure, Magnesium, Mangan, Selen, Eisen, Jod und Zink verantwortlich sein kann. Alle diese Vitamine und Mineralstoffe besitzen viele Eigenschaften und Aufgaben in unserem Organismus. Jeder einzelne dieser eventuellen Mangelzustände kann für sich genommen schon zu vielen unschönen Symptomen führen, weshalb einige Wissenschaftler das Supplementieren dieser Vitalstoffe schon während der Einnahme von oralen Kontrazeptiva empfehlen, um Mängel zu verhindern.[47]

Pille und Periode

Die Blutung in der Pillenpause ist keine Periode! Es ist eine eigens für uns Frauen designte Blutung, um den Anschein eines regelmäßigen Zyklus zu erwecken. Während der Entwicklungszeit der Pille ging man davon aus, dass Frauen die neue Verhütungsmethode eher akzeptieren, wenn ein regelmäßiger Zyklus inklusive Blutung vorgetäuscht wird. Mit einer natürlichen Menstruation hat das allerdings nichts zu tun. Die Blutung in der Pillenpause entsteht nur durch den raschen Abfall der Hormone.

Pille und Psyche

Man sagt, »viele Wege führen nach Rom«, und mindestens genauso viele Wege führen von der Pille zu psychischen Problemen. Eigentlich könnte man allein mit dieser Thematik ein komplettes Buch füllen, weil es nicht nur unheimlich viele verschiedene psychische Erkrankungen bzw. Symptome gibt, sondern auch unterschiedliche Möglichkeiten, wie man durch die Antibabypille zu diesen kommen kann.

»Die Psychiatrie bleibt der Abfalleimer, in dem die diagnostischen und therapeutischen Unzulänglichkeiten der konventionellen Medizin landen. Wenn ein Arzt keine Erklärung für Ihre Symptome findet, eine Behandlung das Problem nicht beseitigt oder weitere Untersuchungen keine konkrete Diagnose ergeben, werden Sie vermutlich irgendwann an einen Psychiater überwiesen oder erhalten, noch wahrscheinlicher, von Ihrem Hausarzt ein Rezept für ein Antidepressivum.«[48]

So treffend formulierte Dr. med. Kelly Brogan die unverantwortliche Leichtigkeit, mit der heute vermeintlich psychische Erkrankungen diagnostiziert werden. Kein Wunder also, dass sich der Konsum von Antidepressiva allein in Deutschland zwischen 2003 und 2013 verdreifacht hat.[49] Frauen sind im Schnitt doppelt so oft von Depressionen betroffen wie Männer. Ob da nicht eventuell die Pille ihre Finger mit im Spiel hat? Bei dem Wort Depression dachte ich früher immer an einen Mensch, der allein, verzweifelt, traurig, vielleicht melancholisch und ohne Freude am Leben in einem dunklen Zimmer sitzt. Diese Fälle mag es geben, aber man kann durchaus auch mit einer klinischen Depression diagnostiziert werden, wenn man eines oder mehrere der folgenden Symptome aufweist: Stress, allgemeines Unwohlsein, innere Unruhe, Erschöpfung, Libidoverlust, Gedächtnisprobleme, Konzentrationsstörungen, Überforderung, Stimmungsschwankungen, Ängste, Panikattacken, fehlende Motivation, Schlafstörungen, Appetitlosigkeit, Antriebslosigkeit oder geringe Belastbarkeit.[50] Wenn also auf dem Beipackzettel oraler Kontrazeptiva »Depression« steht – was ja durchaus nicht ungewöhnlich ist –, es aber für diesen Zustand gar keine so klare Definition gibt, könnte es alles sein oder nichts. Für mich ist kein einziges der eben genannten Symptome psychischer Natur und auch durch viele andere krankhafte, körperliche Ursachen durchaus zu erklären. Hormonelle Dysbalancen, unentdeckte Entzündungen, Vitalstoffmängel, schlechte Ernährung, schlechte Darmflora, eine überlastete Leber, Probleme mit der Schilddrüse, erschöpfte Nebennieren oder auch einfach ein schlechtes Immunsystem könnten ebenfalls Ursachen sein. Theoretisch könnten die genannten Symptome auch durch die Einnahme der Antibabypille entstehen, denn auf all diese Organe bzw. Systeme kann sie eventuell einen negativen Einfluss haben. Nicht umsonst steht sie als »Übeltäter Nummer eins« in dem großartigen Buch »Die Wahrheit über weibliche Depression«.[51] Tatsächlich gibt es sogar ein komplett diesem Thema gewidmetes Werk von dem deutschen psychologischen Psychotherapeut Theo Fehr mit dem netten Namen »Die Pille ... zu Risiken und Nebenwirkungen fragen Sie Ihren Psychotherapeuten«. Dort finden sich neben einigen interessanten Zusammenhängen auch zahlreiche erschreckende Fallbeispiele aus seiner Praxis. Er therapiert Frauen nur unter der Voraussetzung, dass sie während der Behandlung die Pille absetzen. Schon seit den frühen 60ern, kurz nach Markteinführung der Antibabypille, gab es den dringenden Verdacht, die oralen Kontrazeptiva könnten der Psyche schaden. Einige Beobachter gingen davon aus, dass Depressionen die am häufigsten auftauchende Nebenwirkung der neuen Verhütung sei.[52] Schon 1969 gingen britische Wissenschaftler davon aus, dass mindestens eine von drei Frauen unter Einfluss der synthetischen Hormonersatzstoffe an Depressionen erkrankt und drei von 50 Frauen selbstmordgefährdet seien.[53] Selbstverständlich gab es damals auch noch andere Wirkstoffe und eine viel höhere Dosierung. Die neuen Pillenpräparate wurden mit den Jahren auch immer weiter entwickelt, aber die Problematik blieb dennoch bestehen. Mittlerweile gibt es einige neue Studien und Umfragen, die sich mit den Zusammenhängen der Pille und psychischen Problemen auseinandergesetzt haben. Die Universität Kopenhagen erfasste 13 Jahre lang (2000 bis 2013) Daten von insgesamt 1 061 997 Mädchen und Frauen zwischen 15 und 34 Jahren, um herauszufinden, inwiefern sich hormonelle Verhütung auf die

Psyche auswirken kann. Hierbei untersuchte man, wie viel häufiger Pillenanwenderinnen Antidepressiva verschrieben bekamen im Vergleich zu Frauen ohne hormonelle Verhütung. Sie kamen zum Schluss, dass das Risiko, eine Depression zu erleiden, durch die Einnahme der Antibabypille enorm steigt. Bei Frauen zwischen 20 und 34 ist laut Auswertung der Ergebnisse das Risiko, durch die Pille eine Depression zu entwickeln, um 40 Prozent erhöht. Bei jungen Mädchen zwischen 15 und 19 Jahren sind es sogar 80 Prozent und damit gehört diese Altersgruppe zu den Hoch-Risiko-Kandidaten.[54] Noch höher sei das Risiko bei Implantat, Pflaster oder Nuvaring. Das Kopenhagener Team setzte sich ein Jahr später noch mal mit dem gleichen Thema auseinander. Diesmal mit dem Fokus auf die Selbstmordrate. Auch hier das gleiche Ergebnis: Das Risiko ist erhöht! Bei Frauen, die die Antibabypille einnahmen, kam es 1,97-fach häufiger zu einem Suizidversuch und 3,08-fach häufiger zu einem tatsächlich vollendeten Suizid.[55] Hierzulande scheint man sich auch mit diesem traurigen Thema zu beschäftigen.

Die Siemens-Betriebskrankenkasse (SBK) startete eine Umfrage bei ihren weiblichen Mitgliedern zu Nebenwirkungen durch die Pille. Ganze 30 Prozent der Frauen zwischen 18 und 24 Jahren gaben an, unter Depressionen zu leiden oder gelitten zu haben.[56]

Auch wenn die Studien und Umfragen nicht »wissenschaftlich« beweisen, dass alle Teilnehmerinnen die Depressionen durch die Pille und nicht durch eventuell während der Einnahme aufgetretene andere Gründe bekommen haben, so ist doch die Tendenz klar zu erkennen. Mögliche Zusammenhänge zwischen den Inhaltsstoffen, der Wirkweise und dadurch angestoßene Stoffwechselprozesse gibt es meiner Meinung nach sehr viele. Angefangen beim Offensichtlichen: das fehlende körpereigene Progesteron, das als natürliches Antidepressivum und weibliches Wohlfühlhormon gilt. Außerdem gibt es ja den nachweislich negativen Einfluss auf die Schilddrüse. Eine Schilddrüsenfunktionsstörung allein kann sich auch schon negativ auf die psychische Verfassung auswirken.

Testosteron ist beispielsweise ein Hormon, das wir Frauen sowohl für unseren Antrieb brauchen als auch für unsere Libido. Durch kombinierte orale Kontrazeptiva oder auch solche mit speziell antiandrogenem Effekt, die wegen ihrer tollen Beauty-Wirkung so beliebt sind, werden diese männlichen Hormone absichtlich unterdrückt. Auch nachgewiesen wurde ein erhöhter Cortisolspiegel während der Einnahme dieser Kombi-Pillen.[57] Cortisol wird in den Nebennieren gebildet und ist unheimlich wichtig, denn es hilft in seinem natürlichen Vorkommen dem Körper, Stress zu bewältigen. Außerdem ist Cortisol unverzichtbar für unser gesamtes Immunsystem, den Fettstoffwechsel und die Blutzuckerbalance. Zudem hemmt es Entzündungen und meistert viele weitere lebenswichtige Prozesse im Körper. Der Cortisolspiegel verändert sich im Laufe des Tages und steht in engem Zusammenhang mit unserem Schlaf-Wach-Rhythmus. Für den Körper ist ein dauerhaft erhöhter Cortisolspiegel allerdings ein Zeichen für anhaltenden Stress und Bedrohung. Sobald die Nebennieren Stress (also eine Bedrohung) wahrnehmen, lenken sie alle Kraft und Energie in die wichtigsten Körperfunktionen und alle anderen, die gerade weniger wichtig erscheinen, werden gedrosselt. Ein dauerhaft erhöhter Cortisolspiegel und überlastete Nebennieren können sich nicht nur auf den gesamten Körper, Stoffwechsel und so gut wie jedes Organ auswirken, sondern auch auf die Psyche. Depressionen, Blutzuckerschwankungen, die in Panikattacken enden, Erschöpfung, Schwäche und Schlafstörungen könnten daraus resultieren. Des Weiteren können allein vier der Vitalstoffe, die durch dauerhafte Medikamenteneinnahme der Pille eventuell in einen Mangel geraten sein könnten, für Stimmungsschwankungen, Depressionen oder Reizbarkeit sorgen. Dazu gehören Vitamin D3, Vitamin B$_{12}$, Jod und Vitamin C.

Last but not least: Serotonin. Dieser Neurotransmitter,
im Volksmund auch als »Glückshormon« bezeichnet,
fördert durch Stimulation bestimmter Regionen des Gehirns
positive Gefühle. Es macht gelassen, zufrieden, positiv und unterdrückt
Angst und Kummer. Entsteht ein Mangel an Serotonin, können
depressive Verstimmungen unterschiedlicher Schwere auftreten.

Dieser Neurotransmitter wird aus der Aminosäure Tryptophan gebildet und umgewandelt. Für die Umwandlung ist Vitamin B_6 erforderlich. Tritt also ein Vitamin-B_6-Mangel auf, ist auch die Serotoninbildung eingeschränkt. Während der Einnahme der Pille kann es auch zu einem Mangel an diesem wichtigen Vitamin und im Umkehrschluss auch zu einem Mangel an Serotonin kommen.[58] Wie ich zu Beginn sagte, viele Wege führen zu einer Depression.

Der PCOS-Irrtum

Die Bezeichnung dieses Krankheitsbildes leitet sich aus einem der möglichen Symptome ab, nämlich den Zysten. Aber exakt formuliert handelt es sich um eine hormonelle Störung, die Zysten sind nur die Auswirkung.

Das Polyzystische Ovar-Syndrom oder auch Polyzystische Ovarial-Syndrom:
- »Poly« ist ein Begriff für »viele, mehrere«
- »Zystisch« bedeutet »Zysten bildend«
- »Ovar« ist der Eierstock, »ovarial« bedeutet »zum Eierstock gehörend«
- »Syndrom« bezeichnet ein wiederkehrendes Muster von Symptomen, die typisch für eine bestimmte Krankheit sind. Oder einfach gesagt: Eine sichere Diagnose fällt schwer.

Zu den gängigsten Symptomen, unter denen die Patientinnen mit Polyzystischem Ovarial-Syndrom leiden, gehören unter anderem:

● Zyklusstörungen (keine oder seltene Menstruation) durch die eingeschränkte Funktion der Eierstöcke, das heißt ausbleibende Eisprünge und somit auch ein unerfüllter Kinderwunsch

● Haarausfall, vermehrte Körperbehaarung und Akne gehören zu dem erhöhten Spiegel an männlichen Hormonen (Androgene), die Insulinresistenz bedingt die Gewichtszunahme insbesondere am Rumpf.

● Depressive Verstimmungen und andere psychische Störungen durch das Hormonchaos und last but not least die besagten vielen

● Eibläschen bzw. Zysten an den Eierstöcken. Sie entstehen durch die Reifung vieler Eizellen, bei denen es aber nicht zum Eisprung gekommen ist.

Das Polyzystische Ovarial-Syndrom und der Umgang mit selbigem ist für mich ein echtes »Mysterium«. In den letzten Jahren überrollte uns dieses neue Krankheitsbild wie eine riesige Welle. Betroffen sind viele Frauen gerade nach dem Absetzen der Pille, wenn sich der Zyklus noch nicht eingependelt hat und Probleme bereitet. Für viele ist das angebliche PCOS dann der Grund, wieder zur Antibabypille zu greifen, weil das laut vielen Ärzten die einzige Behandlung ist. So kommt es, dass Frauen aufgrund dieser Diagnose über Jahre oder Jahrzehnte die Pille gegen ihren eigentlichen Willen nehmen, weil sie der Überzeugung sind, sie brauchten sie als Behandlung. Auch bei mir wurde PCOS nach dem Absetzen der Pille diagnostiziert. Nicht einmal, nicht zweimal, sondern ganze dreimal innerhalb der ersten fünf Jahre nach dem Absetzen bekam ich diese Diagnose. Lustigerweise war es zwischenzeitlich immer wieder weg und kam dann wieder. Aber was ist das für eine Krankheit, die einfach von allein verschwindet und dann wieder auftaucht, wenn doch die einzige Behandlung dagegen angeblich die Pille ist? Ich habe mich natürlich nicht dazu überreden lassen, sie wieder zu neh-men und bin heute beschwerdefrei. Kein PCOS weit und breit. Wie kann das sein? Meiner Meinung nach wird diese »Krankheit« zu oft und zu schnell diagnostiziert, zumal auch nicht über alle Behand-lungsalternativen aufgeklärt wird und sich so eine Diagnose auch immer sehr endgültig anhört. PCOS ist eine hormonelle Störung, aber heilbar. PCOS sollte immer nur nach Ausschluss aller anderen möglichen Ursachen diagnostiziert werden. Dafür braucht es zwei Schritte. Zuerst die Anamnese und das Erfüllen der Kriterien mit anschließendem Ausschlussverfahren.

In Europa gelten aktuell die Rotterdam-Kriterien, wobei zwei von drei erfüllt sein müssen, um PCOS vermuten zu können.

● Amenorrhoe oder Oligomenorrhoe (ausbleibende oder seltene Menstruation)
● laborchemische oder klinische Hinweise für eine Hyperandroge-nämie (= Überschuss männlicher Geschlechtshormone bei der Frau, darunter fällt auch der sogenannte Hirsutismus mit männ-lichem Behaarungsmuster)
● die »Perlschnur-Ovarien« im Ultraschall, also die besagten Ova-rialzysten (mindestens zwölf Follikel je Eierstock)

Erfüllt man nun zwei dieser drei Kriterien, ist die Diagnose PCOS trotzdem noch lange nicht gesichert! Es gibt nämlich noch einige andere endokrine Probleme, die zu den gleichen Symptomen führen können. Das wären beispielsweise Hashimoto, AGS (Adrenogenita-les Syndrom) oder auch eine Hypophysenschwäche. Um diese Mög-lichkeiten auszuschließen, sind die hierzu notwendigen Laborunter-suchungen erforderlich!

Leider sieht die Diagnostik in den meisten Fällen aber ganz und gar nicht so ausführlich aus. Häufig reicht schon ein einmaliger Blick auf den Ultraschallmonitor, und zack, hat man seine Dia-gnose. Klar, wo Zysten sind, muss auch PCOS sein, oder? NEIN!

Vielleicht liegt dieser weitverbreitete Irrglaube an der Bezeichnung »Zyste«. Denn wenn man es genau nimmt, sind das keine Zysten, sondern kleine Eibläschen bzw. Follikel. Die Eierstöcke jeder Frau produzieren in jedem Zyklus bis zu zwölf Follikel pro Seite. Im Idealfall entwickelt sich eines zu einem dominanten Follikel, welches größer wird als der Rest und sich auf den Eisprung vorbereitet. Eines springt, der Rest wird vom Körper wieder absorbiert. Hat die Frau in einem Zyklus keinen Eisprung, bleiben diese kleinen, nicht entwickelten Follikel einfach erst mal zurück. Und genau das sieht man im Ultraschall als »Zysten«. Der Ultraschall zeigt also lediglich an, dass keine Ovulation stattfand. Es erklärt nicht, warum es keinen Eisprung gab und auch nicht, ob es im nächsten Zyklus einen geben wird oder nicht. Gerade Frauen nach dem Absetzen der Pille bekommen diese Diagnose sehr häufig. Nachdem man jahrelang mittels Pille seine eigene Hormonproduktion und somit auch den Eisprung unterdrückt hat, ist es gut möglich, dass die Eierstöcke einfach verlernt haben, was ihre eigentliche Aufgabe ist. Es ist absolut keine Seltenheit, dass nach dem Absetzen der Pille einige Zeit keine Ovulation stattfindet und die Menstruation erst einmal ausbleibt oder noch nicht regelmäßig ist. Auch Zysten können nach dem Absetzen mal vorkommen.

Nutzen-Risiko-Verhältnis

Wer sich jetzt fragt, warum diese Präparate überhaupt noch auf dem Markt sein können, für den gibt es hier die Antwort: Das Zauberwort ist Nutzen-Risiko-Verhältnis. Das Nutzen-Risiko-Verhältnis eines Arzneimittels ist die Gegenüberstellung von Wirksamkeit im Vergleich zu möglichen Risiken im Zusammenhang mit der Qualität und der Sicherheit. Dieses Verhältnis ist von zentraler Bedeutung für die Entscheidung über die Zulassung des Arzneimittels. In speziellen Fällen wird dieses Verhältnis auch aufs Neue überprüft, wie z. B. das ein oder andere Pillenpräparat, das aufgrund der Thrombosefälle angeprangert wurde. Doch trotz der vielen nachgewiesenen Thrombosen und Embolien, der Verdachtsfälle und auch der dramatischen Todesfälle ist der Nutzen, also die Verhütungsfunktion, offensichtlich immer noch größer als das Risiko.

»Die Pille würde heutzutage gar nicht mehr zugelassen werden. Der Grund sind die zahlreichen Nebenwirkungen.«

Das waren die Worte des Sexualmediziners Dr. Axel-Jürg Potempa in einem Interview mit der Zeitschrift BILD der Frau.[59] Dass die Pille damals überhaupt zugelassen werden konnte, lag seiner Meinung nach nur daran, dass die Ansprüche für eine Zulassung in den 60er-Jahren geringer waren.

Dieser Mann spricht mir wirklich aus der Seele.
»Wenn man sie heute auf den Markt bringen würde, bekäme sie
sicherlich keine Freigabe mehr von der Zulassungsbehörde«,
sagte er weiter in dem Interview. Leider ist es eher selten, dass sich
ein Mediziner so kritisch zur Pillendebatte äußert, denn die
meisten Ärzte scheinen eher große Fans der kleinen Tabletten zu sein.

GYNÄKOLOGEN UND IHRE LIEBE ZUR ANTIBABYPILLE

Die Suche nach einem guten Gynäkologen gestaltet sich heute fast schwieriger als die Suche nach einem Mann. Die guten sind alle schon vergeben – was bei Gynäkologen im übertragenen Sinne bedeutet: Es werden keine neuen Patientinnen mehr aufgenommen. So gut wie jede Frau auf diesem schönen Planeten hat sich irgendwann in ihrem Leben schon mal gefragt »Was stimmt denn eigentlich nicht mit diesen Frauenärzten!?« Auch ich habe schon etliche, sehr interessante Termine bei diesen Fachärzten erlebt. Rückblickend betrachtet kann ich heute über jeden Einzelnen herzhaft lachen. Aber zum Zeitpunkt meines jeweiligen Termins war ich mehr als nur frustriert.

Nach dem Absetzen der Pille hatte ich über Jahre diverse hormonelle Probleme, die mich zu einigen Gynäkologen, Endokrinologen und selbst ernannten Hormonspezialisten geführt haben. Alle endeten mit dem gleichen Satz: »Frau Morelli, wenn Sie die Pille nicht nehmen wollen, kann ich Ihnen leider auch nicht helfen. Ihr Körper wird ohne die Gabe der Pille keine eigenen Hormone herstellen.« Diese Erfahrung machen sehr viele Frauen. Leider sind nur nicht alle so trotzig, hartnäckig und besserwisserisch wie ich und landen nach solchen Aussagen eher unfreiwillig wieder bei der Pille. Gynäkologen können schon sehr kreativ sein, wenn sie versuchen, Frauen von der Antibabypille zu überzeugen. Sei es, um ihnen die Pille nach dem Absetzen erneut zu verschreiben, oder auch, um die Patientin davon abzuhalten, die Pille überhaupt erst abzusetzen. In meinem E-Mail-Posteingang landen täglich viele, viele Mails mit doch sehr ausgefallenen Geschichten, die Frauenärzte ihren Patientinnen erzählen.

MEINE PERSÖNLICHEN TOP 10

1 »Es wäre besser, wenn Sie die Pille weiterhin nehmen. Nicht nur in Bezug auf Ihre aktuelle Verhütungssituation, sondern auch im Hinblick auf Ihre spätere Fruchtbarkeit. Solange Sie die Pille nehmen und keine Ovulation stattfindet, werden auch keine Eizellen verschwendet. So sind Sie später länger in der Lage, Kinder zu bekommen.«

2 »Wenn Sie keinen Kinderwunsch haben, können Sie die Pille nicht absetzen. Ohne Hormone kann man nicht sicher verhüten. Spätestens in ein paar Monaten sind Sie schwanger!«

3 »Je länger Sie die Pille nehmen, desto später kommen Sie in die Wechseljahre!«

4 »Die Hormone in der Pille sind die gleichen, die auch Ihr Körper herstellt. Sie brauchen diese Hormone also so oder so, und Nebenwirkungen sind mehr als unwahrscheinlich.«

5 »Wenn Sie die Pille nicht mehr nehmen wollen, bleibt als Alternative eigentlich nur die Hormonspirale. Sie enthält viel weniger Hormone als die Pille und wirkt nur lokal in der Gebärmutter.«

6 »Die Pille hat mit Ihrer Libido nichts zu tun. Wenn Sie mit Ihrem Partner nicht mehr schlafen wollen, sollten Sie sich einen neuen suchen.«

7 »Sie haben jetzt vier Monate nach dem Absetzen der Pille keine Periode bekommen. Wenn Sie jetzt nicht wieder mit der Einnahme beginnen, bekommen Sie Osteoporose.«

8 »Spätestens in drei Monaten kommen Sie mit Akne und Haarausfall zurück und betteln um das nächste Pillenrezept.«

9 »Absetzen ist doch Quatsch. Es gibt ja auch keine Alternativen. Versuchen Sie doch einfach ein anderes Präparat!«

10 »Der Zyklus unter der Einnahme der Pille ist viel gesünder als der körpereigene. So verlieren Sie nicht so viel Blut, brauchen weniger Schmerztabletten und haben einen regelmäßigen Zyklus.«

Der Vorwurf

Das sind nur zehn Beispiele von Hunderten von Zuschriften, die mich in den letzten Jahren erreicht haben. Mittlerweile haben Frauen ein so gestörtes Verhältnis zu ihrem Frauenarzt, dass sie richtig Angst davor haben, ihm zu »beichten«, die Pille absetzen zu wollen. Beichten? Aus dem Absetzen der Antibabypille ist offensichtlich eine Sünde geworden, die man vorsichtig, kleinlaut und mit einer devoten Körperhaltung, fast flüsternd seinem Gynäkologen beichtet – in der Hoffnung, nicht aus der Praxis geschmissen zu werden. Grausam! Das bringt die Frauenwelt immer wieder zur gleichen Frage: Was haben diese Gynäkologen nur immer mit der Pille? Offensichtlich sind sie alle riesige Fans der kleinen Wunderpille bei allen Menstruations- und Zyklusproblemen, diversen Krankheitsbildern oder einfach nur zur Verhütung. Die Antibabypille ist bei Frauenärzten offenbar das Allheilmittel Nummer eins. Nebenwirkungen werden geleugnet, hormonfreie Verhütung schlechtgeredet und die absurdesten Unwahrheiten verbreitet, und alles nur, damit Frau die Pille schluckt. Aber warum? Durch diesen ganzen Frust sind viele Theorien entstanden, wieso Frauenärzte orale Kontrazeptiva so gern verschreiben. Bei vielen Patientinnen kam der Verdacht auf, Gynäkologen würden mit jedem ausgestellten Rezept eine Menge Geld verdienen. Ärzte seien eigentlich nicht mehr als der Vertrieb der Pharmaindustrie, und die Pillen-Provision treibt sie dazu, die netten kleinen Verhütungstabletten trotz aller Risiken und Nebenwirkungen weiterhin zu verschreiben. Diese vorherrschende Meinung machte mich nachdenklich. Zwar verstand ich diesen Gedankengang, und es mag im ersten Moment auch ganz einleuchtend klingen, würde aber auch bedeuten, dass die betroffenen Gynäkologen einfach nur geldgeil sind. Ihnen tatsächlich zu unterstellen, über alle Nebenwirkungen, Beschwerden, Risiken und gesundheitliche Beeinträchtigungen ihrer Patientinnen Bescheid zu

wissen und nur des Profits wegen trotz allem die Pille weiter zu verschreiben, ist doch schon sehr hart.

Die erschreckende Wahrheit

Stellen tatsächlich die meisten Ärzte ihren Gewinn über das Wohl
ihrer Patienten? Es mag sich sicherlich auch unter Medizinern –
genau wie in allen anderen Berufsgruppen – das ein oder andere
schwarze Schaf befinden, aber das kann doch nicht einen ganzen
Berufsstand betreffen?! Mit all diesen gesammelten Vorwürfen, den
Horrorgeschichten, die mir zugeschickt wurden, und den Fragen in
meinem Kopf bin ich zu insgesamt fünf Gynäkologen bzw. Gynäkologinnen gegangen. Aus einer eigentlich kurz angesetzten Frage-
runde wurden lange, intensive Gespräche. Da ich allen befragten
Medizinern versprochen habe, ihre Anonymität zu wahren, bekam
ich auch die ehrlichsten und leider auch erschreckendsten Antworten zur Gynäkologen-Pillen-Problematik. Sie alle wurden in einzelnen Interviews befragt, und obwohl sie sich untereinander alle nicht
kennen, waren ihre Antworten, Meinungen und Ansichten zu dieser
Thematik nahezu identisch. Um wie versprochen ihre Anonymität zu
gewährleisten, fasse ich sie alle unter einem Pseudonym (Dr. Müller) zusammen.

»Fachärzte der Gynäkologie werden an den Bedürfnissen der Patienten vorbei produziert!« Das war Dr. Müllers erste Aussage, bei
der ich schlucken musste. Bis zu diesem Zeitpunkt hatte ich mich
noch nicht damit befasst, was Gynäkologen in ihrem Studium und
der Facharztausbildung eigentlich lernen. Als Patienten sehen wir
es als selbstverständlich an, dass Ärzte allwissend sind und uns bei
jedem gesundheitlichen Problem weiterhelfen können. Aber eigentlich ist es ja logisch, dass auch Mediziner nur das weitergeben und
anwenden können, was ihnen im Studium beigebracht wurde oder

was sie gegebenenfalls in Lehrbüchern nachschlagen können. Stellt sich also die Frage: Was lernen sie da eigentlich, und inwiefern können sie mir damit weiterhelfen?

Was Dr. Müller mit seiner provokanten Aussage darstellen wollte, ist, dass es gerade im Bereich der Gynäkologie einen großen Fehler im System gibt. Die meisten Ärzte entscheiden sich erst nach ihrem Grundstudium und einigen Famulaturen (Praktika) für eine Facharztausbildung. Bis dahin haben die Studenten Zeit, in die verschiedenen Bereiche reinzuschnuppern und sich dann zu überlegen, in welche Richtung sie gehen wollen. Während des Grundstudiums gibt es für alle Medizinstudenten genau zwei Semester Gynäkologie. In diesen zwei Semestern wird alles abgearbeitet, was in den Augen der Universitäten für dieses Fach wichtig ist. Dabei ist der Menstruationszyklus der Frau inklusive Zyklus- und Hormonstörungen nur ein winziger Teil. Der größte Teil besteht aus Schwangerschaft, Geburt, Krebs und Operationen. »Das ist das, was uns in der Uni als Gynäkologie verkauft wird. Wir lernen hauptsächlich diese ganzen Drama-Sachen. Wir lernen so gut wie nichts über den Zyklus, kaum etwas über Verhütung, und Probleme, mit denen heute jeder Gynäkologe in der Praxis konfrontiert wird, wie z. B. das PCO-Syndrom, werden nur kurz unter Hormonstörungen abgehandelt.«

Genau dieses Problem zieht sich auch in der Facharztausbildung wie ein roter Faden durch die Lehrzeit, denn diese Ausbildungen finden an Uni-Kliniken statt, also in Krankenhäusern.

Was die Assistenzärzte dort lernen und für sie der Alltag ist, hat absolut nichts mit dem zu tun, was sie in ihrem späteren Praxisleben erwartet. In Krankenhäusern finden sich keine Patientinnen mit ausbleibender Regel, Prämenstruellem Syndrom, schmerzhafter Regel, Post-Pill-Problemen oder sonstigen Zyklusstörungen. Alles was Frauen betrifft, die nicht schwer krank oder schwanger sind, lernen laut Dr. Müller die angehenden Gynäkologen im Studium schlicht und ergreifend nicht.

Ist ein Gynäkologe also fertig mit seiner Facharztausbildung, kann er zwar super entbinden und Frauen während der Schwangerschaft begleiten – sicher wäre man bei ihm auch super aufgehoben, falls man an einer ernsthafen Erkankung leidet –, aber beim Thema weiblicher Zyklus und Verhütung ist er aufgeschmissen. Da stellt sich natürlich die Frage, woher nehmen Frauenärzte dann die Informationen zur Behandlung dieser »Pille-Palle«-Beschwerden, mit denen sie in ihrem Praxisalltag täglich konfrontiert sind? Die Antwort: Leitlinien, Praxis- und Lehrbücher. Ja, so einfach ist das. Man stelle sich dieses Bild kurz vor: Ich gehe also zum Arzt, weil ich diverse Symptome habe. Dieser macht eine Anamnese, einen Ultraschall und vielleicht noch eine Blutuntersuchung. Bis zu meinem nächsten Termin hat er dann in seinem Lehrbuch nachgeschlagen, was ich haben könnte, und behandelt mich dann so, wie es im Buch steht. Bei den meisten hormonellen Störungen ist auch laut Lehrbuch die Pille eine gute Lösung.

»Wenn du als frisch gebackener Gynäkologe in einer typischen Praxis anfängst, wird dir auch nichts anderes beigebracht! Dir wird beigebracht, dass du die Kassenpatienten einfach so schnell wie möglich durchnudelst, und das geht eben am leichtesten mit der Pille.«

Wie mit Pillen-Patientinnen Geld eingespart wird

Es sind die Pillen-Patientinnen, mit denen die Praxen schnelles Geld verdienen und gleichzeitig Budget einsparen, und das ist ein Problem unseres Systems. In Deutschland gibt es 17 Kassenärztliche Vereinigungen (KV) entsprechend den Bundesländern (Nordrhein-Westfalen hat zwei KVs). Die Krankenkassen zahlen pro

Versicherten einen Pauschalbetrag an die Kassenärztliche Vereinigung. Jeder Arzt, der Kassenpatienten behandeln möchte, schließt einen Vertrag mit der KV ab. Er muss sich dann an die Regeln einer bundesweit einheitlichen Bewertung von ärztlichen Leistungen sowie an Richtlinien halten und über die KV abrechnen. Es ist ein kompliziertes Abrechnungssystem, aber, vereinfacht ausgedrückt, bekommt jeder Arzt eine bestimmte Summe Geld, die ihm aufgrund seiner Patientenzahl pro Quartal zur Verfügung steht. Versorgt er mehr Patientinnen, erbringt mehr Leistungen oder veranlasst viele Laboruntersuchungen wie beispielsweise einen Hormonstatus, bekommt er diese nur noch gestaffelt oder gar nicht mehr bezahlt. Für die Empfängnisregelung gibt es eine eigene Richtlinie mit bestimmten Leistungsziffern. So bekommt der Arzt für Untersuchung und Beratung zum Beispiel 12,04 € und für einen Abstrich auf Keime 2,88 €. Auch die Untersuchungs- und Beratungszeit ist auf zwölf Minuten festgelegt. Wenn eine Patientin ein zweites oder drittes Mal im Quartal die Praxis aufsucht, erhält der Gynäkologe dafür kein Geld mehr.

»Genau das macht die Pille so populär. Junge Frauen, die kommen und einfach die Pille verschrieben bekommen, sind die sogenannten ›Verdünnerscheine‹. Sie verdünnen dein Budget. Sie verursachen keine Laborkosten, sie haben keine sehr teuren Medikamente, und ab 20 müssen sie die Pille ja auch selbst bezahlen. Und schaffst du es, diese Patientinnen unter zehn Minuten abzufrühstücken, hast du mehr Zeit und Budget für die anderen«, so Dr. Müller.

Das Problem mit den Weiterbildungen

Weiter geht das Problem auch auf sämtlichen Weiterbildungen und medizinischen Kongressen, denn Weiterbildungen zu hormonellen

Verhütungsmitteln gibt es wie Sand am Meer und das meist kostenlos. Möchte sich ein Gynäkologe aber in eine andere Richtung weiterbilden, wie beispielsweise in hormonfreier Verhütung, im richtigen Einsetzen verschiedener Kupferspiralen, in Phytotherapie, Naturheilkunde usw., dann muss er die Kosten dafür selbst tragen. Das macht es für viele Ärzte wenig rentabel und wenig attraktiv, zumal das Angebot für diese Art von Weiterbildungen auch sehr knapp ist. Interessant war auch, was in der Studienzeit von Dr. Müller über die Pille gelehrt wurde.

»Es gab damals einen Kurs für Frauenärzte, die sich niederlassen, also eine eigene Praxis eröffnen möchten. Neben rechtlichen Dingen ging es auch mal kurz um die Antibabypille. Der ungefähre Wortlaut des Dozenten war ›Irgendwann bekommen Sie Besuch von Pharmareferenten und erhalten die ganzen Probe-Pillenpackungen und bunten Prospekte. Eigentlich brauchen Sie dann nur zwei Schubladen: In die erste kommen alle herkömmlichen Pillen, die sind eigentlich alle gleich und verhüten gut. In die zweite Schublade kommen die speziellen Präparate gegen Akne etc. rein, die Sie nur selten brauchen. Kommt dann eine Patientin und möchte die Pille, dann greifen Sie in die Schublade, nehmen irgendein Präparat und geben es ihr zum Ausprobieren. Kommt sie nach drei bis sechs Monaten und hat Probleme, greifen sie wieder in die Schublade und geben ihr ein anderes.‹ Über Nebenwirkungen, Folgeschäden, Zusammenhänge mit anderen Organen oder Krankheiten wurde nicht gesprochen. Auch nicht während des Studiums. Will sagen: Die meisten Gynäkologen wissen wirklich nichts über Nebenwirkungen und Zusammenhänge. Sie glauben auch wirklich, dass sie Frauen mit der Pille einen Gefallen tun. Sie haben es so gelernt, und so geben sie es weiter. Wir lernen nichts über diese Nebenwirkungen, also wissen es die wenigsten. Außerdem werden Nebenwirkungen auch viel zu wenig gemeldet, weil es uns Ärzten so schwer gemacht wird. Das Melden einer Nebenwirkung ist ein unfassbarer Papierkrieg, für den nur die wenigsten Ärzte Zeit haben.« Es ist also wirklich nicht so einfach, alle Gynäkologen einfach zu verteufeln oder ihnen böswillige Handlungen vorzuwerfen. Das eigentliche Problem ist das System. Wenn die Bedürfnisse der Patientinnen im Studium nicht gelehrt werden, können wir von den Ärzten auch nicht erwarten, unseren Anforderungen entsprechend zu handeln.

Die »Einhörner« der Gynäkologie

Doch es gibt natürlich auch die anderen. Die Frauenärzte, die sich in allen möglichen großartigen Bereichen wie hormonfreier und natürlicher Verhütung weitergebildet haben. Gynäkologen, die Zyklusstörungen nicht mit der Pille behandeln, sondern mit natürlichen Mitteln.

Aber wie findet man die Einhörner der Frauenheilkunde? Man muss nur wissen, wonach man am besten sucht. Ein Blick auf die Praxisschwerpunkte und Behandlungsmöglichkeiten auf der Webseite der Praxen hilft meistens weiter. Damit es ein bisschen einfacher wird, folgen nun ein paar Begriffe, die für einen Gynäkologen mit richtigem Hintergrund sprechen:

- Naturheilverfahren
- Orthomolekulare Medizin
- Ernährungsmedizin
- Vitalstofftherapie
- Alternativmedizin
- Komplementärmedizin
- TCM (Traditionelle Chinesische Medizin)
- Homöopathie
- Phytotherapie
- Bioidentische oder naturidentische Hormone

Die Suche lohnt sich. Hat man einmal einen wirklich guten Gynäkologen gefunden, kann er Frau durch alle Lebensphasen begleiten. Angefangen bei der Pubertät über Zyklusstörungen und Verhütung bis hin zur Schwangerschaft und den Wechseljahren.

STORY TIME –
WAS FRAUEN BERICHTEN

Während der Zeit, als es mir noch so schlecht ging, las ich zwar viele Fachbücher, aber am liebsten waren mir Bücher, in denen entweder Betroffene von ihren Erfahrungen berichteten oder Ärzte Fallbeispiele teilten. Die ganze Theorie, die man überall lesen kann, ist nichts im Vergleich zu dem Gefühl, mit seinen Beschwerden nicht allein zu sein, wenn man eine Geschichte liest, in der man sich wiedererkennt. Was die Antibabypille theoretisch alles verursachen kann, sollte bis zu diesem Punkt deutlich geworden sein. Doch nach der Theorie folgen jetzt auch die teilweise erschreckenden Geschichten einiger Frauen, die mit dem Teilen ihrer persönlichen Erfahrungen etwas bewegen wollen. Jede einzelne von diesen großartigen Frauen teilt eine sehr intime Erfahrung, in der Hoffnung, dass sich beim Lesen der Zeilen irgendwo in Deutschland eine Betroffene wiedererkennt und das Gefühl bekommt, nicht allein zu sein. Den Anfang mache ich höchstpersönlich mit meiner Geschichte.

Isabel, 29 Jahre:
hormoneller Totalschaden

Bereits im zarten Alter von 13 Jahren bekam ich die Pille wegen meiner schlimmen Menstruationsschmerzen. Wenn man sich überlegt, dass ich mein »erstes Mal« erst kurz vor meinem 18ten Geburtstag hatte, ist das schon eine lange Zeit, in der ich ein Verhütungsmittel genommen habe, ohne verhüten zu müssen. Die nächsten acht Jahre wechselte ich das Präparat einige Male, weil ich immer irgendwelche kleinen »Wehwehchen« zu beklagen hatte. Von der einen Pille nahm ich zu, von der nächsten bekam ich Pickel, dann war es ein bisschen Haarausfall, oder die Blutung blieb aus. Doch im Gegensatz zu dem, was viele andere Frauen an Nebenwirkungen erleben, waren das doch eher Lappalien. Ich dachte also immer, ich vertrage die Pille ganz gut. Da sie auch schon seit Beginn meiner Pubertät zu meinem Alltag gehörte, hinterfragte ich sie auch nie. Als ich ungefähr 14 Jahre alt war, wurde ein Reizdarm diagnostiziert. Natürlich kam weder ich noch irgendein Arzt darauf, dass das eine Nebenwirkung der Pille sein könnte. Da alle möglichen Allergien und Nahrungsmittelunverträglichkeiten ausgeschlossen worden waren, ging man von einer psychosomatischen Ursache aus. Es hieß, mein Darm reagiere wohl sehr empfindlich auf Stress, und den hätte man ja als Teenie zur Genüge. So ein Reizdarm ist keine schöne Sache, aber man kann damit leben. Ich ging einfach nie ohne Anti-Durchfall-Mittel aus dem Haus und versuchte, irgendwie damit klarzukommen. Ein paar Jahre später, ich war 21 und frisch gebackener Single, fühlte ich mich mit der Pille irgendwie nicht mehr wohl. Damals gab es diese große Angst vor dem Absetzen noch nicht, und ich verspürte auch nicht das Bedürfnis, diese Angelegenheit mit meinem Gynäkologen zu besprechen. Der Blister war zu Ende und damit auch meine Pillenzeit.

Ehrlich gesagt bemerkte ich in der ersten hormonfreien Zeit keine großen Veränderungen. Auch von den typischen Nebenwirkungen wie Haarausfall oder unreine Haut blieb ich weitestgehend verschont, im Gegenteil. Mein Reizdarm war plötzlich verschwunden. Halleluja! Allerdings blieb meine Periode erst mal aus, was ich zum damaligen Zeitpunkt eigentlich noch recht erfreulich fand. Eigentlich konnte ich mich nicht beschweren. Doch dann wurde ich immer öfter krank. Irgendwie hatte mein Immunsystem einfach den Geist aufgegeben. War die eine Erkältung überstanden, folgte direkt die nächste. Dummerweise hatte ich zu der Zeit aber einen neuen Job, und da ich zugegebenermaßen ein kleiner Workaholic bin, weigerte ich mich, zu Hause zu bleiben. Also war ich trotz Erkältungen, grippalen Infekten und vollgestopft mit Erkältungsmedikamenten im Büro. Es wurde aber schlimmer und gipfelte irgendwann in einer Lungenentzündung, die mich dann ein paar Wochen ausgeknockte. Als ich wieder arbeiten gehen konnte, fiel mir auf, dass ich irgendwie nicht mehr so belastbar war. Mir war das schon vorher aufgefallen, aber ich schob es immer auf diese Erkältungen. Doch jetzt war ich gesund, diese Schwäche und das Gefühl, nicht richtig geschlafen zu haben, blieben allerdings. In der nächsten Zeit schlichen sich immer mehr Symptome ein. Haarausfall, Ein- und Durchschlafstörungen, Verstopfungen, Wetterfühligkeit, Lustlosigkeit, Konzentrationsstörungen, das Gefühl, einen Kloß im Hals zu haben, Kreislaufprobleme nach dem Aufstehen und Herzrhythmusstörungen. Auch Alkohol vertrug ich von heute auf morgen nicht mehr. Die Pille war ich zu dem Zeitpunkt schon ein Jahr los und sah deshalb hier überhaupt keinen Zusammenhang. Da ich aber von Natur aus nicht zu den Menschen gehöre, die schnell zum Arzt gehen, quälte ich mich noch ein paar Wochen damit rum und machte eine Immunaufbaukur mit Vitalstoffen.

Eines Tages – ich besuchte mal wieder meine Mutter – stellte sie mir nach dem ersten üblichen Small Talk sehr vorsichtig folgende Frage: »Du, Isi, hast du dich in letzter Zeit mal gewogen?« Ich muss dazusagen, meine Mutter gehört nicht zu den Menschen, die wegen ein paar Kilo Gewichtszunahme überhaupt etwas sagen, also musste ich ja ordentlich zugelegt haben. Ich stellte mich also auf die Waage. Bei dem Blick auf die Anzeige schossen mir die Tränen in die Augen: 69 Kilo! Das konnte doch nicht wahr sein! Wie konnte ich denn in so kurzer Zeit so viel zunehmen? Ich hatte noch nie ein Problem mit meinem Gewicht, wog immer zwischen 52 und 54 Kilo und hatte jahrelang die gleiche Kleidergröße. Irgendwas konnte da nicht stimmen. Kurze Zeit später saß ich beim Arzt und zwei

Wochen später hatte ich die Diagnose: Schilddrüsenunterfunktion. Okay, dachte ich mir, damit kann ich arbeiten. Natürlich machte ich mir keine Gedanken darüber, woher diese plötzliche Schilddrüsenproblematik kam. Mir war nur wichtig, dass ich die Ursache für meine Symptome und diese unerklärliche Gewichtszunahme hatte. Und los ging's mit Schilddrüsenhormonen. Nach ein paar Monaten mit Blutkontrollen und einigen Dosissteigerungen war ich irgendwann bei 100 mg L-Thyroxin angelangt, hatte aber immer noch alle Symptome und kein Kilo weniger. Wieder war es meine Mutter, der das auffiel und die mich bat, eine zweite Meinung einzuholen. Gesagt, getan. Neuer Arzt, neues Glück. Die zweite Ärztin war schockiert über die hohe Dosis: »Sofort absetzen! Das ist gefährlich!« Ihrer Meinung nach konnte etwas nicht stimmen, wenn bei dieser hohen Dosis keinerlei Besserung eintritt. Sie sprach von eventueller Umwandlungsstörung oder Hashimoto und drückte mir erst einmal Überweisungen zum Radiologen und zum Endokrinologen in die Hand. Der Radiologe fand allerdings nichts, und auf den Termin beim Endokrinologen musste ich erstmal sechs Monate warten. Bis dahin waren meine Kilos aber schon wieder verschwunden, und zwar genauso schnell und grundlos, wie sie gekommen waren. Auch ein paar Symptome hatten sich mittlerweile verabschiedet, ich war also wieder etwas fitter.

Allerdings hatte ich immer noch keinen regelmäßigen Zyklus, hatte Schlaf- und Konzentrationsstörungen, war nicht belastbar und hatte nach wie vor das Gefühl, nicht wirklich gesund zu sein.

Der Endokrinologe ordnete die gängigen Blut- bzw. Hormontests an und erklärte mir vier Wochen später, dass laut Blutbild meine Schilddrüsenwerte wieder in Ordnung, aber die Sexualhormone völlig durch den Wind wären. Es mangele an Östrogen und Progesteron, dafür hatte ich zu viele Androgene (männliche Hormone), medizinischer Fachausdruck: Hyperandrogenämie. Da diese Hyperandrogenämie entweder von den Nebennieren (Adrenogenitales Syndrom, AGS) oder den Eierstöcken (Polyzystisches Ovarialsyndrom, PCOS) kommen kann, wurde beides dann auch untersucht. Zuerst wurden meine Eierstöcke von der hauseigenen Frauenärztin gecheckt, dann ging es ins Labor zum ACTH-Stimulationstest, um die Funktion meiner Nebennieren zu testen. Da dieser Test etwas auffällig war, wurde noch mal Blut für einen AGS-Gen-Test abgenommen, denn bei AGS liegt zu 95 Prozent ein Gendefekt zugrunde. Die ganzen Untersuchungen dauerten viele Monate, und endlich folgte das Abschlussgespräch mit dem Endokrinologen. Laut Befund wäre AGS ausgeschlossen. Meine Nebennieren würden zwar nicht optimal arbeiten, wären aber schulmedizinisch nicht als »krank« einzustufen. Weiter erklärte er mir, dass die Gynäkologin zwar keine PCOS-typischen Zysten gefunden hätte, PCOS aber dennoch vorliegen würde, da der unregelmäßige Zyklus und die erhöhten männlichen Hormone für diese Diagnose ausreichen würden.

Dann bekam ich noch eine Überweisung zum Gynäkologen, der mir die Pille verschreiben sollte. Super Idee! Das Letzte, was ich wollte, war die Pille. Frustriert ging ich nach Hause.

Kurz danach stieß ich mehr durch Zufall auf eine Vitamin-D-Mangel-Seite. Das klang alles sehr interessant, und da standen ja auch meine Symptome! Ich schaute mir also die Vitamin-D-Ärzteliste genauer an und fand einen Arzt in meiner Nähe. Einen Gynäkologen. Na, das passte ja. Ich nahm direkt die Befunde vom Endokrinologen mit und hörte mir an, was der Frauenarzt dazu zu sagen hatte. Er war ein Glücksgriff! Der gute Mann schaute sich die Befunde an und sagte direkt, dass er da außer einem starkem Vitamin-D-Mangel auch ein Nebennierenproblem sieht, mir die Pille aber nicht helfen, sondern nur alles überdecken würde. Vermutlich würde sie meine Nebennieren sogar komplett abschießen. Die gynäkologische Untersuchung zeigte zwar keine Zysten, aber eine bakterielle Vaginose. Ich bekam ein Rezept für Antibiotika und Vitamin D sowie die Empfehlung, mir einen »richtigen« Endokrinologen zu suchen und meine Nebennieren bestmöglich zu entlasten. Am gleichen Tag begann ich mit der Einnahme der hoch dosierten Vitamin-D-Kapseln, recherchierte weiter über Symptome des Vitamin-D-Mangels und kaufte mir mein erstes Buch zum Thema »Nebennieren«. Wieder dachte ich, ich hätte eine Lösung gefunden, denn bei meinen Recherchen fand ich viele Geschichten von Frauen mit starkem Vitamin-D-Mangel, die die gleichen Symptome hatten wie ich. Doch leider ging der Versuch ordentlich nach hinten los. Mein Zustand wurde immer schlimmer, und nach vier Wochen war ich nicht mal mehr imstande, von meinem Bett allein zur Toilette zu laufen. Ich war todmüde, schwach, benommen, und mir war oft schwindelig. Ich fühlte mich unglaublich schlecht und wusste überhaupt nicht, was jetzt wieder los war. Sollte das mit den Vitamin-D-Kapseln zusammenhängen? Ich ging nach langer Zeit mal wieder zu meiner Hausärztin, brachte ihr meine neuen Befunde mit und erzählte ihr, was in der Zwischenzeit passiert war. Sie war ratlos. Ich bekam ein Mittel gegen den Schwindel, etwas für den Kreislauf, eine Krankmeldung und eine ganze Reihe an Überweisungen. Der neue Plan: Schwindeldiagnostik. Es standen also einige Termine an: Hals-Nasen-Ohren-Arzt, Neurologe, Orthopäde und Augenarzt. Das Vitamin D setzte ich erst mal ab und nahm hoch dosiert Magnesium. Und siehe da: Die enorme Schwäche, die dauerhafte Benommenheit und dieses grausame Krankheitsgefühl verschwanden. Ich hatte zwar immer noch genug Beschwerden, aber das war ein kleiner Fortschritt! Nun war ich gespannt, was die Schwindeldiagnostik ergeben würde. Doch leider wurde auch hier nichts gefunden. Es wurde zwar eine verschobene Bandscheibe und eine Kieferfehlstellung festgestellt, aber das konnte nicht die Ursache meiner Symptome sein.

Mittlerweile hatte ich mich mehr oder weniger an die Symptome gewöhnt und dachte, damit muss ich jetzt irgendwie leben. Bis zu dem Zeitpunkt waren die Beschwerden auch noch sehr vorhersehbar.

Ich merkte also schon morgens beim Aufstehen, ob es ein guter oder schlechter Tag werden würde. An guten Tagen konnte ich ganz normal leben, an schlechten Tagen gab es vermehrt Benommenheit, Schwindel, Kreislaufprobleme. Neue Symptome kamen dazu. Mein Gewicht schwankte auf einmal innerhalb eines Tages um vier bis fünf Kilo und mindestens eine Kleidergröße. Morgens passten mir also Kleidung und Schmuck noch und nachmittags platzte ich aus allen Nähten und musste sogar meine Uhr ausziehen. Hinzu kam auch noch ein heftiger Blähbauch, der mich immer abends quälte. Im Laufe der nächsten Wochen kamen weitere Symptome dazu. Mein Gleichgewichtssinn funktionierte nicht mehr richtig, ich bekam ab und an Sehstörungen und Schwankschwindel. Da die Schwindeldiagnostik ja nicht viel gebracht hatte, widmete ich mich noch mal der Nebennierenthematik. Laut Literatur gab es neben der schulmedizinisch anerkannten Nebenniereninsuffizienz auch eine Nebennierenschwäche, die aber leider nicht von allen Ärzten anerkannt wird, beispielsweise vom Endokrinologen. Die Symptome passten. Also besprach ich mit dem Gynäkologen, bei dem ich zur Kontrolle der Vaginose war und der mir beim ersten Termin geraten hatte, die Nebennieren zu entlasten, wie man das in den Griff bekommen könnte. Seine Antwort: Stress reduzieren, keinen Kaffee, keinen Alkohol, keinen Zucker und vor 23 Uhr schlafen gehen. Zu der Zeit arbeitete ich aber als Marketingleiterin in einer Konzertagentur, hatte also lange Arbeitszeiten, auch an den Wochenenden, viel Stress und wenig Freizeit. Ich musste also an meiner Work-Life-Balance arbeiten. Auf den Rat meines Arztes hin suchte ich mir einen ruhigeren Job und stellte meine Ernährung um.

Ein halbes Jahr später hatte sich immer noch nichts getan, außer dass meine Symptome immer unvorhersehbarer wurden. Irgendwann ließen sie sich nicht mehr an guten oder schlechten Tagen ausmachen. Das wurde echt zum Problem. Immer öfter brach ich auf der Arbeit zusammen, kam zu spät ins Büro, weil ich schon morgens nach dem Aufstehen umgekippt war, oder musste früher gehen, weil mein Kreislauf mal wieder versagt hatte. Auch die neurologischen Beschwerden häuften sich langsam. Neben dem Schwindel, der Benommenheit, den Sehstörungen und dem zeitweisen Verlust meines Gleichgewichtes bekam ich jetzt ab und zu auch noch Taubheitsgefühle in Armen und Beinen, meine Handschrift veränderte sich, mein Gedächtnis ließ nach und ich bekam Wortfindungsstörungen. Irgendwas stimmte definitiv nicht, und ich musste herausfinden, was! Gynäkologe ratlos, Hausärztin ratlos, Schwindeldiagnostik ohne Befund. Was nun?

Die Suche nach dem Ganzen

Bei einem Kontrolltermin meiner Halswirbel brachte mich der Orthopäde auf eine neue Idee: Atlas-Verschiebung. Also machte ich einen Termin zur Atlaskorrektur. Na ja, was soll ich sagen, die Atlaskorrektur war zwar ganz okay, aber alle Symptome waren noch da. Irgendwie kam bei mir das Gefühl auf, dass niemand das große Ganze wahrnahm. Wenn doch meine Schilddrüse, meine Eierstöcke und meine Nebennieren offensichtlich immer abwechselnd ein Problem hatten, dann war doch das ganze Hormonsystem betroffen, und dafür musste es eine Ursache geben! Also machte ich mich auf die Suche nach einem Arzt, der die Sache ganzheitlich angeht und fand einen Internisten, der sich auf ganzheitliche und orthomolekulare Medizin spezialisiert hatte. Neuer Arzt, neues Glück. Der erste Termin war vielversprechend, denn nachdem ich ihm die vielen Befunde, Blutergebnisse und sonstigen Unterlagen gezeigt und von meinen Beschwerden berichtet hatte, fragte er mich sofort, ob ich schon in jungen Jahren die Pille genommen hätte. Wie kam er denn darauf?? Er erklärte mir lange und ausgiebig, sogar mit einer kleinen Powerpoint-Präsentation, was die Antibabypille auch langfristig im Körper anstellen kann, gerade, wenn man sie schon in der Pubertät bekommen hat. Das war mein erster Aha-Moment. Die synthetischen Hormonersatzstoffe können die Rezeptoren über Jahre blockieren und somit die Produktion der körpereigenen Hormone beeinflussen. Außerdem kann die Pille zu diversen Vitalstoffmängeln führen, die natürlich bei einer dauerhaften Unterversorgung auch Probleme mit sich bringen. WOW! Wir machten einige Blutuntersuchungen, einen Hormonspeicheltest und sahen uns eine Woche später erneut. Die Vitamin- und Mineralstoffwerte waren absolut im Keller! »Kein Wunder, dass es ihnen so schlecht geht. Ihr Körper ist komplett ausgelaugt!« Ein neuer Hoffnungsschimmer, ein paar Vitamine und alles ist wieder gut.

Alle Untersuchungen musste ich selbst zahlen, ebenso unzählige Vitalstoffpräparate, die ich nehmen sollte. Ein teurer Spaß, aber mir ging es so schlecht, dass es mir das Geld wert war.

Die Vitalstoffe nahm ich etwa drei Wochen, als ich feststellte, dass es mir schlechter statt besser ging. Offensichtlich schienen sich meine Symptome zu verschlimmern, und erneut kamen diese grausame Schwäche, das Krankheitsgefühl und die andauernde Benommenheit zurück. Bei meinem nächsten Termin dort sprach ich meinen Zustand an. Konnte das von den Vitaminen kommen? Er verneinte. Jetzt machte sich auch bei ihm Ratlosigkeit bemerkbar. Dann fiel ihm ein, dass die Ergebnisse der Hormonuntersuchung eingetroffen waren. Er kramte sie heraus, schüttelte ungläubig den Kopf und sagte: »Frau Morelli, laut Ihren Hormonwerten sind Sie

70 Jahre alt!« In dem Moment ist mir alles aus dem Gesicht gefallen. Der Doc erklärte mir, dass ich postmenopausale Hormonwerte hätte, also Werte wie eine Frau nach den Wechseljahren. Hinzu käme noch eine Östrogendominanz, und es sei absolut kein Wunder, dass ich so schlimme Symptome hätte und es mir so schlecht ginge. Auch Schilddrüse und Nebennieren würden bei solchen unnatürlichen Schwankungen der Sexualhormone in Mitleidenschaft gezogen werden. Alles ergäbe also einen Sinn und hätte seine Ursache in der Pille, die ich zu dem Zeitpunkt ja bereits vier Jahre abgesetzt hatte. Wieder eine neue Diagnose, wieder eine neue Lösung, wieder Hoffnung. Neben den Nahrungsergänzungsmitteln bekam ich jetzt noch ein homöopathisches Mittel zum Entgiften der noch im Körper befindlichen Pillenhormone und eine bioidentische Progesteroncreme, um meinen Hormonhaushalt wieder meinem Alter anzupassen. Der Doktor warnte mich noch vor eventuell auftretenden Erstverschlimmerungen und bat mich, die Therapie, komme was wolle, mindestens drei Monate durchzuziehen.

Okay, so schlimm kann es ja nicht werden, dachte ich. Von wegen! In den ersten drei Monaten kamen alle schon bestehenden Beschwerden mehrmals täglich, sodass ich ein echtes Problem hatte, im Büro noch einigermaßen zu überleben. Hinzu kamen Unterzuckerungen und Kreislaufzusammenbrüche. Egal, dachte ich, die drei Monate bekomme ich irgendwie rum, und dann wird es sicher besser. Nach fast vier Monaten war ich wieder beim Vitalstoff-Doc in der Praxis, und es ging mir schlechter als je zuvor. Der Arzt meinte, die Vitalstoff- und Hormontherapie müsste noch mindestens drei Monate weitergemacht werden, vorher würde er auch die Hormonwerte nicht kontrollieren lassen. Allerdings könnte man auch mal einen LifeCoach konsultieren. Einen LifeCoach? Außerdem wollte er mich auch noch in seiner Schmerzklinik behandeln, um eventuelle Blockaden zu lösen, praktischerweise alles unter einem Dach. Seine Praxis bot nämlich alles an, und natürlich müsste alles privat gezahlt werden. Es mag sein, dass ich in dem Moment einen falschen Eindruck von ihm bekam, aber irgendwie hatte ich das Gefühl, er wollte mir alles andrehen, was in seiner Praxis möglich war. Nachdem er auf meine Nachfragen, was genau denn da gemacht werden würde, nur sehr unzureichende und ausweichende Antworten gab, war mein Vertrauen dahin. Ich hatte einfach das Gefühl, dass hier sein Verdienst im Vordergrund stünde. Ich war am Boden zerstört, wieder war eine Hoffnung dahin, und wieder musste ich mir einen neuen Arzt suchen. Mein Weg führte mich in eine Praxis, die sich naturheilkundlich, ganzheitlich orientiert und mit bioidentischen Hormonen auskannte. Die Suche dauerte zwei Monate. Während dieser Zeit kam noch ein neues Problem hinzu. Ich bekam auf einmal ständig Zahnfleischentzündungen. An dieser Stelle muss gesagt sein, ich hatte bis zu diesem Zeitpunkt noch nie Probleme mit meiner Zahngesundheit. Keine Zahnfleischentzündungen, keine Karies, keine Löcher. Noch nie! Die dritte Zahnfleischentzündung war schlimm. Es hatte sich ein eitriger Abszess gebildet, der aufgeschnitten und mit Antibiotika behandelt werden musste. Super, immer mal was Neues. Offensichtlich hatte ich in den letzten viereinhalb Jahren einmal alles bekommen, was es auf der Liste der Erkrankungen so gibt.

Vollkommen lädiert und mittlerweile untergewichtig kam ich dann bei meiner neuen Ärztin an. Auch sie war Internistin und spezialisiert auf Naturheilkunde und hormonelle Beschwerden. Nachdem sie meine Befunde durchforstet hatte und ich mit der Auflistung all meiner Beschwerden fertig war, schaute sie mich an und sagte:

»Oje, Frau Morelli, da haben Sie ja schon
einiges mitgemacht. Es freut mich,
dass Sie noch hier sitzen und lachen können.
Ein Wunder, dass Sie das alles psychisch so gut verkraften.«

Die Ärztin veranlasste wie gewohnt alle möglichen Blutbilder, einen Hormonspeicheltest und ein Schädel-MRT, um einen Tumor auszuschließen. Oha! Daran hatte ich ja noch gar nicht gedacht. Die zwei Wochen, die ich auf die Ergebnisse warten musste, waren kaum auszuhalten, doch dann kam die Entwarnung. Kein Tumor, alles gut! Eigentlich hätte ich mich ja freuen sollen, aber ehrlich gesagt war ich fast ein bisschen enttäuscht. Ein Tumor hätte die ganzen Symptome wenigstens erklärt und behandelt oder operiert werden können. Ich stand also wieder am Anfang. Mittlerweile waren die Symptome so schlimm, dass ich auch auf dem Weg zur Arbeit bzw. auf dem Weg nach Hause Probleme bekam. Eins stand fest: So konnte das nicht weitergehen. Bei meinem nächsten Besuch bei meiner neuen Ärztin eröffnete sie das Gespräch mit den Worten: »Ich habe hier Ihren Hormonbefund. Kein Wunder, dass es Ihnen so schlecht geht! Der ist ja jenseits von Gut und Böse!« Offensichtlich hatte ich diesmal ein neues Hormonungleichgewicht. Durch die Behandlung des vorigen Arztes war mein Östrogen kaum noch messbar und der Progesteronwert etwa 50-mal höher, als er hätte sein dürfen. Na super! Als hätte ich nicht geahnt, dass da was nicht stimmt.

Weiter von Arzt zu Arzt

Ich bekam also neue Vitalstoffe und einen neuen Therapieplan mit bioidentischen Hormonen, um das Chaos wieder in den Griff zu bekommen. Da ich offensichtlich ein außergewöhnlicher Fall war, hatte meine Ärztin auch noch einige andere Ideen, woher mein sich ständig verschlechternder Zustand kommen könnte. Sollte also keine Besserung unter der bioidentischen Hormontherapie eintreten, wäre als Nächstes wieder der Besuch bei einem Endokrinologen angesagt. Mittlerweile hatte ich schon viel recherchiert und war dabei auf einen Spezialisten in München gestoßen. Dort können spezielle Untersuchungen gemacht werden, die andere Arztpraxen nicht anbieten. Meine Ärztin war begeistert.

Nachdem die Hormontherapie leider keine Besserung zeigte, vereinbarte ich also einen Termin in München. Natürlich wieder mit langen Wartezeiten, und natürlich musste ich auch dort wieder alles selbst zahlen, aber mittlerweile war ich das ja gewöhnt.

Mein Zustand war mittlerweile so schlimm, dass mein Arbeitgeber mich bat, erst wieder ins Büro zu kommen, wenn es mir besser geht. Ich war einfach keine zuverlässige Arbeitskraft mehr, da man bei meinem Zustand nie wusste, wann ich im Büro sein würde und wann nicht.

Und ich muss ehrlich sagen, ich war mittlerweile auch wirklich am Ende. Das sah auch meine Ärztin und schrieb mich sofort krank. In der Hoffnung, dass man mir bestimmt in München helfen würde, wartete ich sechs Wochen auf den Termin.

In dieser Zeit ging ich noch mal zu einem Augenarzt, um mir eine zweite Meinung bzgl. meiner Sehstörungen einzuholen. Der stellte dann ein »Mikro-Schielen« fest, was durchaus muskulär oder auch hormonell bedingt sein könnte, und schickte mich zu einem Optiker, der mir eine Prismenbrille anfertigte, um das Problem auszugleichen. Natürlich durfte ich auch die Brille selbst bezahlen. Und ich muss sagen, 800 Euro sind nicht wenig. Leider half diese Sehhilfe nur minimal.

Endlich kam der lang ersehnte Termin in München. Mir wurde erst mal literweise Blut abgenommen (knapp 500 Euro), und dann ging's ins Sprechzimmer. Nachdem ich wie immer alle meine Befunde vorgelegt und meine Beschwerden aufgezählt hatte, wurde ich untersucht. Im Ultraschall waren 15 Zysten im linken Eierstock und 16 im rechten zu sehen. Wieder war die erste Vermutung PCOS, jedoch wollte man erst mal die Blutwerte abwarten. Weitere fünf

Wochen später dann der Anruf des Facharztes. Der gute Mann war nicht nur Gynäkologe, sondern auch Endokrinologe, Internist und nebenbei auch noch Fruchtbarkeitsspezialist. Meine Erwartungen waren also sehr hoch, umso ernüchternder seine Diagnose: PCOS. Mal ganz was Neues. Wieder waren meine männlichen Hormone zu hoch, weshalb er mich bat, noch mal einen ACTH-Test zum Ausschluss von Nebennierenerkrankungen sowie ein paar Blutwerte zum Ausschluss einer Insulinresistenz machen zu lassen. Dazu müsste ich auch nicht extra noch mal nach München fahren, das ginge auch bei mir vor Ort.

Meine Ärztin war genauso enttäuscht wie ich, überwies mich aber erneut zum Endokrinologen vor Ort für die benötigten Tests und außerdem, weil sie auch die Schilddrüse noch mal genauer untersuchen lassen wollte. Natürlich wieder Wartezeiten. Nach ein paar Wochen endlich dort angekommen, erzählte ich von dem Münchener Hormonspezialisten und den benötigten Tests. Das interessierte den neuen Endokrinologen überhaupt nicht. Ohne vorherige genaue Anamnese und eigene Blutwerte mache er gar nichts. Doch er war zumindest so nett, sich schon mal meine Schilddrüse und meine Eierstöcke per Ultraschall anzuschauen. Schilddrüse war okay, die Eierstöcke waren ohne Zysten. Vier Wochen später lagen die Blutergebnisse vor, und plötzlich sah auch dieser Endokrinologe die Notwendigkeit des ACTH-Tests und ordnete sogar noch weitere Stimulationstests an. Weitere vier Wochen später waren alle Tests überstanden, und Endokrinologe Nummer drei klärte mich am Telefon über die Befunde auf: Nebennierenfunktion sehr grenzwertig, aber schulmedizinisch noch okay, Schilddrüse super, Sexualhormone in Ordnung, Androgene leicht erhöht, aber nicht weiter schlimm, kein PCOS, keine Insulinresistenz. Erstaunlich, wie schnell sich Werte, Befunde und auch die Ergebnisse des Ultraschalls ändern können. Der eine sagt dies, der andere das. Zumal die ganze Liste meiner Symptome auch überhaupt nicht zum Krankheitsbild des

PCO-Syndroms gepasst hätte. Auch der Endokrinologe konnte sich meine Symptome anhand der Werte nicht erklären. Seine Lösung für mein Problem: die Pille! Welch Ironie! Natürlich sagte ich ihm, dass ich die Pille auf gar keinen Fall wieder nehmen wollte, weil ich ja vermutete, dass ich gerade wegen der Pille in diesen ganzen Schlamassel geraten war. Er bestätigte meine Vermutung, meinte dann aber: »Wenn Sie keine Antibabypille nehmen wollen, kann ich Ihnen auch nicht helfen!« Bitte??? Inwiefern mir bei meinen Symptomen die erneute Einnahme der Pille helfen würde, konnte er mir leider nicht beantworten.

Ich regte mich zwar kurz auf, aber eigentlich war mir seine Meinung gar nicht so wichtig, denn ich brauchte die Testergebnisse ja nur, um sie nach München zu schicken. Aus München bekam ich erst einige Wochen später Feedback, und leider war auch das sehr ernüchternd, denn auch die Spezialisten aus der Hormonklinik empfahlen mir als einzige Lösung die Pille. »Es mag ja sein, dass Sie Ihre Beschwerden durch die frühe Einnahme der Pille bekommen haben, aber Sie werden sie ohne sie auch nicht wieder los. Offensichtlich schafft es Ihr Körper nicht, eigene Hormone zu bilden, und das macht Probleme!«, teilte mir der Hormonspezialist am Telefon mit. Na super! Da fährt man 500 Kilometer, um von einem Spezialisten behandelt zu werden, und alles was man bekommt, ist ein Rezept für die Pille. Wahnsinn. Als ich an dem Punkt angelangt war, hatte ich die Schnauze wirklich gestrichen voll. Ich blieb bei der Internistin, die zwar aufgegeben hatte, mich mit bioidentischen Hormonen zu behandeln, aber dennoch versuchte, mir zu helfen, und setzte alles ab, was ich an Mitteln nahm. Ich wollte unbedingt erst selbst verstehen, was in meinem Körper die letzten Jahre passiert war und die Zusammenhänge begreifen, bevor ich mich weiteren wirkungslosen Behandlungen unterziehe.

Da ich schon einige Wochen krankgeschrieben war, hatte ich Zeit, mich einzulesen. Viele Bücher zogen bei mir ein, sehr viele.

So langsam, aber sicher begann ich, die ganzen Zusammenhänge zu verstehen. Mir wurde langsam klar, was ich meinem Körper mit der frühen Einnahme der Pille angetan hatte. Ich hatte mich in der Vergangenheit einfach zu wenig mit meiner Gesundheit beschäftigt, und die Ärzte erkannten die Zusammenhänge auch nicht.

Als ich dann noch in einigen Gesundheitsforen und Facebook-Gruppen las, dass es unglaublich viele Frauen mit ähnlichen Beschwerden gibt, die alle die Pille genommen hatten, aber die Zusammenhänge nicht verstanden, hatte ich das große Bedürfnis, mein neu angeeignetes Wissen zu teilen. Das war der Zeitraum, in dem der Blog »Generation Pille« entstanden ist. Die ersten sechs Monate war es eigentlich kein Blog, sondern eher eine Webseite, auf der ich alle Zusammenhänge, die ich zwischen der Pille und hormonellen Beschwerden finden konnte, zusammengetragen hatte. Wenn ich so viele verschiedene Bücher lesen musste, um an diese Infos zu kommen, dann fehlten diese Informationen bestimmt auch anderen Frauen. Trotz der vielen Recherche blieben ein paar Lücken in meinem Krankheitsverlauf, die ich noch nicht mit Wissen füllen konnte.

Eines der Bücher brachte mich dann zu einer Heilpraktikerin. Sie war Co-Autorin eines der Werke, und wie es der Zufall so will, hatte sie ihre Praxis nur wenige Kilometer von mir entfernt. Allerdings sollte ich auch mit ihr keine guten Erfahrungen machen, denn die Gute kam erst nach sechs Monaten Behandlung inklusive vieler Mittel und zweier teurer Infusionstherapien auf die Idee, mal den Darm zu checken. Und siehe da: Leaky Gut, ein durchlässiger Darm. Es war also kein Wunder, dass ihre Behandlung nicht richtig anschlug. Das Leaky Gut Syndrom ist für den Körper eine dauerhafte Belastung und schwächt ihn mehr und mehr. 80 Prozent des Immunsystems sitzen schließlich im Darm, und meinem Darm ging es gar nicht gut. Drei Monate lang sollte ich jetzt meine Ernährung umstellen. In der Zeit würde sie einen neuen Plan ausarbeiten und sich wieder melden. Leider kam nichts mehr von ihr. Doch auch wenn diese Heilpraktikerin eine Enttäuschung war, so war doch sie es, die erstmals auf Darm und Leber schaute, und durch die neuen Untersuchungen und Anregungen schloss sich der Kreis.

Ein paar neue Bücher später hatte ich alles zu Leber und Darm recherchiert, was ich brauchte. Jetzt verschwanden auch die Lücken in meinem Krankheitsverlauf, den ich jetzt komplett nachvollziehen konnte. Hier meine Erklärung:

Nach dem Absetzen der Pille und der langen »Reizdarm«-Problematik hatte ich sehr wahrscheinlich damals schon diverse Vitalstoffmängel. Zudem war mein Darm lädiert, die Leber erschöpft und meine Nebennieren angeschlagen. So kam es auch zu den vorübergehend schlechten Schilddrüsenwerten, die nach dem Absetzen der Pille kein Wunder sind. All das zeigte mir mein Körper auch. Ich verstand es nur nicht. Mein Immunsystem hatte nicht grundlos den Geist aufgegeben. Doch statt darauf zu reagieren, hatte ich es einfach ignoriert. Die vielen Erkältungsmittel und schließlich das Antibiotikum hatten meine Grundsituation auch nicht verbessert. So konnte sich selbstverständlich auch keine hormonelle Balance einstellen, denn bei zu viel Stress und Krankheit bleiben Eisprünge aus. Als ich dann auch noch überflüssige Schilddrüsenmedikamente in viel zu hoher Dosis bekam, nahm das Übel seinen Lauf. Alles, was danach an Beschwerden und Diagnosen kam, war ein Resultat aus meinem Post-Pill-Fehlstart.

Endlich Hoffnung

Endlich hatte ich den Code geknackt. Jetzt musste ich das alles nur noch in Ordnung bringen. Zwischenzeitlich waren die Leserzahlen auf »Generation-Pille.com« durch die Decke gegangen. Täglich bekam ich Mails mit der Bitte, mehr Informationen zu bestimmten

Themen zu veröffentlichen. Also wurde aus der normalen Webseite der Blog, wie er heute ist. Dass das mal mein Job werden würde, ließ sich aber auch damals nicht erahnen. Ich wollte eigentlich nur schnellstmöglich zurück zu meinem Arbeitgeber und nebenbei mit dem Blog anderen Frauen helfen.

Mit meinem neu angeeigneten Wissen machte ich mich auf die Suche nach der perfekten Heilpraktikerin für meine Bedürfnisse. Lustigerweise fand ich sie, als ich gerade für einen Blogbeitrag recherchierte. Sie hatte eine Praxis für Frauenheilkunde und einen dazugehörigen Blog, auf dem sie sich durchaus kritisch über die Pille äußerte. Tatsächlich war sie die Erste, die auch über die dadurch fehlenden Vitalstoffe, Probleme mit Darm, Leber und Schilddrüse schrieb. Das war meine Frau! Man könnte es Schicksal nennen, dass ihre Praxis in meiner Nähe war. Mit ihrer Hilfe brachte ich meinen Darm, meine Leber und meinen Vitalstoffhaushalt wieder in Ordnung. Innerhalb der ersten vier Monate hatte ich einen Bilderbuchzyklus, die Hormontests zeigten wieder gute Werte, und auch die meisten Beschwerden verabschiedeten sich nach und nach. Es brauchte zwar alles noch ein bisschen Zeit, aber so langsam sah ich Licht am Ende des Tunnels. Mit der Besserung kam aber auch eine Entscheidung, die ich zu treffen hatte. Mittlerweile war ich schon knapp eineinhalb Jahre krankgeschrieben und musste eigentlich bald zurück ins Büro. Meine Heilpraktikerin legte mir dann aber ans Herz, mich besser noch nicht wieder in eine Vollzeitbeschäftigung zu stürzen, um keine Rückschläge zu riskieren. Also was tun? Ich überlegte lange, sehr lange. Ganze zwölf Jahre hatte ich im Marketing- und Eventmanagement gearbeitet, und das auch sehr gern, mit viel Leidenschaft und sehr erfolgreich. Zu Beginn meiner Krankengeschichte stand für mich ganz klar fest, dass ich auf jeden Fall schnellstmöglich zurück in meinen Job wollte. Doch irgendwie fühlte sich mein Job plötzlich nicht mehr richtig an. Für mich ergab es keinen Sinn, 40 Stunden die Woche in etwas zu investieren, was zwar Spaß machte, aber keinen richtigen »Mehrwert« für andere Menschen hatte. Zumal ich auch nicht wusste, was das für meine Gesundheit bedeuten würde. Statt also zurück in den Job zu gehen, entschied ich mich dafür, aus dem »Hobby« Blog ein richtiges Business zu machen und meine komplette Energie in dieses Projekt zu stecken. Neben dem Schreiben neuer Artikel, dem Herausbringen meines ersten Buchs »ByeBye Pille« und der Tätigkeit als Gastautorin entschloss ich mich dann, mir noch mehr Wissen anzueignen. Deshalb startete ich eine Ausbildung zur Ernährungs- und Gesundheitsberaterin und bildete mich zusätzlich in den Bereichen Entgiftung und orthomolekulare Medizin weiter. So brachte mich meine lange Krankengeschichte letztendlich zu einem großartigen neuen Berufsfeld. Auch wenn das wirklich keine schöne Zeit war, so hat doch genau diese Erfahrung mich erst dazu gebracht, genau das zu tun, was ich jetzt tue. Happy End!

Sabrina, 26 Jahre: Depressionen, Selbstmordgedanken, Libidoverlust

Meine Geschichte beginnt, als ich mit 14 zum ersten Mal die Pille nahm. Was anfangs noch wie pubertäre Stimmungsschwankungen aussah, war schnell als Depressionen offensichtlich. Lange Zeit habe ich mit niemandem darüber gesprochen, weil ich dachte, ich sei einfach eine melancholische Persönlichkeit. Mit etwa 16 Jahren wurde es dann allerdings immer schlimmer. Ich dachte vermehrt an Selbstmord und begann, Abschiedsbriefe zu schreiben. Etwa zu der Zeit lernte ich auch meinen damaligen Partner kennen, und zu dem Problem mit der Stimmung gesellte sich ein zweites: Ich ekelte mich vor Nähe und Sex. In den zweieinhalb Jahren unserer Beziehung hatten wir so gut wie keinen Geschlechtsverkehr (lediglich in den ersten drei Monaten, danach nie mehr), weil ich es einfach nicht ertragen konnte. Dazu kam dann auch noch ein Milchfluss, der mir sehr unangenehm war.

Zum Glück wechselte ich zu diesem Zeitpunkt meinen Hausarzt. Beim Erstgespräch, bei dem dieser Arzt sich sehr viel Zeit nahm, wurde schnell deutlich, dass ich Hilfe benötigte. Ich war zwar nicht mit der Absicht dorthingegangen, eine Überweisung zum Psychologen zu bekommen (bis dahin dachte ich auch irgendwie noch, ich würde mich einfach »anstellen«), aber mittlerweile sah man mir meinen Gemütszustand wohl an. Ab diesem Zeitpunkt hatte ich dann zwei Jahre lang Termine beim Psychologen, entweder allein, zusammen mit meinen Eltern oder mit meinem Partner. Auch wenn mir die Gespräche guttaten, an meinem Problem änderten sie gar nichts. Mein Therapeut hierarchisierte z. B. die Teilschritte, bis ich es schaffe, mit meinem Freund zu schlafen. Aber mich selbst intim zu berühren, eigentlich als einfacher Zwischenschritt gedacht, war mir nicht möglich. Ich konnte nicht verstehen, was Leute an Selbstbefriedigung finden oder an Sexualität im Allgemeinen. Mir bereitete das einfach nur Stress. Nähe von bestimmten Personen kann ich auch heute nur schwer aushalten. Nähe zu meiner Mutter beispielsweise – ein Überbleibsel aus der Zeit. Das Grundgefühl in der Zeit war nie gut, weil ich wusste, dass da die ganze Zeit ein Problem ist, das ich irgendwie lösen muss.

In dieser Zeit nahm das Thema Sex bzw. die Unlust immer mehr Raum ein. Das war vielleicht gut, weil ich mich gar nicht so sehr auf meine Stimmung konzentrieren brauchte, sondern nur auf dieses eine Thema: »Du musst doch endlich mit deinem Freund schlafen.« Na ja, jedenfalls war der Therapeut irgendwann mit seinem Latein am Ende, und auch ich hatte keine Lust mehr. Parallel dazu setzte ich die Pille ab, warum auch weiternehmen, wenn wir sowieso nicht miteinander schliefen. Das dadurch meine Probleme verschwinden würden, daran hatte ich im Traum nicht gedacht.

Was soll ich sagen ... es ging mir stetig besser, ich wurde irgendwie viel freier. Mein Freund und ich trennten uns, denn auf einmal wollte ich auch die Beziehung nicht mehr, an der ich so lange festgehalten hatte. Ich machte ein freiwilliges soziales Jahr, ging danach studieren (was ich noch immer tue) und wurde glücklich. Das klingt jetzt sicher total kitschig, aber so fühlt es sich einfach an. Ach ja, zum Thema Milchfluss: Schaut man sich mal an, wann Prolaktin produziert wird, nämlich in der Stillzeit, wird schnell klar, warum ich vielleicht einfach keine Lust auf Sex hatte (natürliches Verhütungsmittel quasi). Nachdem der dritte Frauenarzt diesen Überschuss festgestellt hatte, ging ich in Behandlung bei einem Endokrinologen. Seitdem ist alles gut. Natürlich weiß ich nicht sicher, ob ich alle meine Beschwerden auf die Pille schieben kann. Ich kann nur Folgendes sagen:

Seit ich die Pille nicht mehr nehme, bin ich so, wie ich gern sein möchte. Dieses Grundgefühl, dass da irgendein Problem ist, das ich lösen muss, ist auch nicht mehr da.

Früher dachte ich, ich bin einfach melancholisch, aber dem ist eben nicht so. Ich lebe gern, und wenn ich an früher denke und daran, dass ich Abschiedsbriefe geschrieben habe, kann ich mir kaum vorstellen, dass *ich* das gewesen sein soll. Mittlerweile bin ich fünf Jahre pillenfrei, und ich würde nie, nie wieder hormonell verhüten. NFP (Natürliche Familienplanung) leistet mir gute Dienste und hilft mir darüber hinaus, meinen Körper, den ich so lange abgelehnt hatte, kennenzulernen.

Letztens sagte eine Freundin zu mir: »Mit dir kann man gar nicht darüber diskutieren, du bist ja so überzeugt von deiner NFP.« Ja, das stimmt, denn für mich gibt es da nichts zu diskutieren.

Hormonelle Verhütungsmittel werden Sie verändern, auch wenn Sie das jetzt nicht glauben. Auch wenn Sie das während der Einnahme gar nicht merken, spätestens nach dem Absetzen denken Sie sich: »Jetzt weiß ich, was gemeint war. Ich fühle mich echt ganz anders.«

P. S.: Und um meine Geschichte nicht ganz so einseitig zu beenden: Natürlich ist mir bewusst, dass die Einnahme von hormonellen Verhütungsmitteln auch Unabhängigkeit, Freiheit und Selbstbestimmung bedeuten kann. Werte, für die Frauen lange gekämpft haben. Auch für Jugendliche ist es natürlich eine vermeintlich prima Sache. Aber wenn man sich überlegt, welche wichtigen Entwicklungsschritte in der Pubertät geschehen, dann ist es eigentlich ein Unding, gerade dann die Pille zu nehmen. Vor allem, weil man sie oft ja nicht mal zur Verhütung nimmt, sondern als vermeintliches Wundermittel gegen Pickel, Regelschmerzen und Co. Trotzdem ist mir persönlich der Preis, den ich für diese vermeintliche Freiheit zahle, zu hoch.

Nathalie, 28 Jahre: Libidoverlust, Migräne, Sinusitis

Meine Periode bekam ich mit 13,5 Jahren. Als ich 14 war, ging meine Mutter mit mir zum Frauenarzt. Sie bestand auf der Pille, noch bevor ich einen Freund hatte. Wir hatten immer ein offenes und aufgeklärtes Verhältnis. Wir erzählten dem Frauenarzt damals also, dass ich einen Freund hätte, und schon bekam ich die Pille.

Mit 14,5 Jahren hatte ich dann einen Freund, mit dem ich neuneinhalb Jahre zusammen war. Immerhin wurde ich in dieser Zeit nicht schwanger. Allerdings mussten wir anfangs oft zusätzlich verhüten, weil ich wegen der ständigen Nasennebenhöhlenentzündungen immer Antibiotika nehmen musste. Später erledigte sich das durch die ausbleibende Libido von ganz allein.

Außerdem gehe ich davon aus, dass die Pille sogar die Partnerwahl beeinflusst. Ich war mir im Sommer 2011 schon nicht mehr sicher, ob es eine Zukunft hatte, mit meinem Partner wie mit einem Bruder zu leben, also Sex alle ein bis zwei Monate, und das mit 24 Jahren.

Fast gleichzeitig erfuhr ich vom Brustkrebs meiner Mutter. Ich studierte den Beipackzettel meiner Pille, las sehr viel im Internet und stieß darauf, dass meine Probleme, also die Migräne, die mich etwa ein bis zweimal im Monat quälte, und auch die Nasennebenhöhlenentzündungen, die ich ungefähr vier- bis sechsmal im Jahr hatte, tatsächlich durch die Pille verursacht sein konnten. Also setzte ich sie ab.

Im November bekam ich dann eine Gynefix-Kupferkette gelegt, trennte mich im Dezember von meinem Partner, war im Januar neu vergeben und ein ganz anderer Mensch.

Ich hatte in den viereinhalb Jahren mit der Gynefix bis jetzt nur noch einmal eine Nasennebenhöhlenentzündung, allerdings in Kombination mit einer Grippe. Auch die Migräne wurde immer weniger und außerdem hatte ich keinen Scheidenpilz, keine Brustdrüsensekretion und keine Periodenschmerzen mehr. Außerdem habe ich deutlich mehr Lust auf Sex, obwohl ich noch den gleichen Partner habe.

Das erste Jahr nach dem Absetzen war hart: Haarausfall, unreine Haut, Dauerblutungen, Zyklen von bis zu 50 Tagen, dunkle Haare an Oberlippe, Kinn und Brustwarzen. Das war zwar alles schockierend, aber ich musste meine Pubertät wohl nachholen.

Inzwischen kommt meine Periode zuverlässig, außer wenn ich sehr krank bin. Ich habe wirklich den Kopf frei, weil ich nicht mehr an Verhütung denken muss, sie durch Ertasten des Fadens aber kontrollieren kann. Weder mein Partner noch ich spüren die Kette, für mich die perfekte Lösung.

Anna, 21 Jahre: Schmerzen beim Sex, vaginale Trockenheit

Meine erste Pille bekam ich mit 15 Jahren. Damals nahm der Groß-teil meiner Freundinnen sie auch schon und berichtete von der tol-len Haut und dass die Pille das Verhütungsmittel Nummer eins wäre. Also bin ich zum Frauenarzt gegangen und habe nach der Pille gefragt. Auch da wurde sie mir begeistert empfohlen, und nach einer kurzen Frage, ob ich rauche – was ich verneinte –, bekam ich auch schon das Rezept. Ich war glücklich.

Erst vor ein paar Monaten habe ich die Pille abgesetzt. Jetzt bin ich 21, habe die Pille also sechs Jahre lang genommen, und muss sagen, dass ich niemals geglaubt hätte, dass die Pille solche Horror-Nebenwirkungen haben kann. Meine Haut war noch nie schlecht, und auch mein Gewicht war immer normal, in der Hin-sicht hat sich also bei mir nichts verändert.

Allerdings habe ich seit viereinhalb Jahren einen Freund, und erst seit dem Absetzen der Pille haben wir Sex ohne Schmerzen. Jahrelang bin ich von Frauenarzt zu Frauenarzt gelaufen und im-mer hieß es: »Sie müssen einfach Ihren Kopf frei bekommen« oder »Vielleicht sind Sie ja nicht mehr glücklich in der Beziehung« oder auch »Trinken Sie mal einen Wein vorher, wahrscheinlich sind Sie zu verkrampft«. Nach vielen Beckenboden- und Entspannungsübun-gen war ich vor einem Jahr so weit, zu einer Sexualtherapeutin zu gehen. Fünfmal war ich dort und habe jedes Mal viel Geld bezahlt. Ob es mir etwas gebracht hat? Nein. Die Frau war zwar sehr nett, aber die Schmerzen beim Sex blieben.

Im Mai dieses Jahres bin ich endlich darauf gekommen, dass es vielleicht doch an der Pille liegen könnte. Ich informierte mich im Netz, entdeckte einige Berichte über Libidoverlust und vaginale Trockenheit durch die Pille. Anschließend bin ich direkt zur Frauenärztin gegangen und habe ihr gesagt, dass ich keine Hormone mehr nehmen möchte und die Pille absetzen will. Daraufhin wurde mir direkt die Hormonspirale empfohlen. Angeblich habe diese kaum Nebenwirkungen. Mit einer Werbebroschüre der Hormonspirale in der Hand durfte ich dann gehen und sollte mich melden, wenn ich diese Hormonspirale haben wollte. Das tat ich jedoch nie. Zu dieser Frauenärztin werde ich auch nicht mehr gehen.

Im Internet und durch eine Bekannte bin ich dann auf NFP gestoßen und habe mir dann auch recht schnell das Buch und ein Thermometer besorgt. Ende Mai habe ich dann die Pille abgesetzt, und ich muss sagen, das war die beste Entscheidung meines Lebens!

Zwei Wochen nach dem Absetzen war meine Libido zu 100 Prozent zurück. Auch der Sex klappt jetzt problemlos, und das ohne Gleitgel! Man kann es sich kaum vorstellen, aber nach vier Jahren Sex, »weil er nun mal dazu gehört, aber eigentlich höllisch wehtut« waren mein Freund und ich die glücklichsten Menschen auf diesem Planeten. Ich bin nun in meinem fünften Post-Pill-Zyklus. Besonders die ersten drei Zyklen waren ein komplettes Durcheinander, aber so langsam pendelt es sich ein. Das Schönste ist, dass meine Laune allgemein viel besser ist. Ich bin ausgeglichener, habe mehr Lebensfreude, und der Sex macht Spaß!

Liebe Mädchen und Frauen, wenn ihr auch eine dieser Nebenwirkungen erleben müsst, dann hört nicht auf euren Frauenarzt. Die meisten Frauenärzte verdienen mit Hormonen am meisten Geld und werden euch immer erzählen, dass eure Symptome nicht von der Pille kommen. Setzt sie trotzdem ab, und seht selbst, wie euer Körper wieder lernt, natürlich zu arbeiten. Es dauert zwar ein paar Monate, aber glaubt mir: Ohne die Pille geht es eurem Körper so viel besser! Es gibt so tolle hormonfreie Verhütungsmethoden, ihr müsst euch nur ausführlich informieren. Aber wozu gibt es das Internet, Facebook-Gruppen und Bücher wie dieses hier? Genau dafür. Also seid mutig und hört auf euren Körper, nicht auf die Pharmaindustrie!

Maria, 27 Jahre: Horror nach dem Absetzen

Ich weiß nicht mehr genau, wie alt ich war, als ich mit der Einnahme der Pille anfing, aber ich war sehr jung. Vertragen habe ich sie, glaube ich, nie richtig. Leider wurde mir erst nach einigen Jahren klar, dass viele Beschwerden von der Pille kamen. Angefangen bei Stimmungsschwankungen, Depressionen bis hin zu Nahrungsmittelunverträglichkeiten, Problemen mit dem Darm und anhaltender Schwäche und Müdigkeit.

Als ich dahinterkam, dass die Pille schuld sein könnte, setzte ich sie mitten im Blister ab. Was darauf folgte, waren leider erst einmal Monate, in denen alle möglichen Symptome zum Vorschein kamen. Übelkeit, die echt heftig war. Migräne, die so stark war, dass ich in der Notaufnahme landete. Ganz klassisch auch Pickel und Haarausfall, was aber nach kurzer Zeit besser wurde. Heulattacken zum Eisprung, Schwindel und Ohnmacht, die mich wieder ins Krankenhaus führten. Dann kamen noch Angst- und Panikattacken dazu sowie Appetitlosigkeit und Schlafstörungen. Mein Immunsystem machte schlapp, und ich wurde ständig krank. Außerdem wurde ein viel zu niedriger Ferritinwert gemessen, den ich aber durch eine Eisenkur ganz gut in den Griff bekam. Dadurch wurden dann auch die Angst- und die Panikattacken besser. Das klingt jetzt alles erst mal schlimm, und ja, auch ich habe darüber nachgedacht, die Pille einfach wieder zu nehmen, damit das alles aufhört. Ich muss aber auch zugeben, dass ich mich anfangs nicht damit beschäftigt habe, woher diese ganzen Probleme nach dem Absetzen kommen können. Als ich das aber gelernt hatte und meine Ernährung angepasst, meinen Körper bei der Entgiftung unterstützt und alle Nährstoffe aufgefüllt hatte, wurde alles in kürzester Zeit besser. Alle Nebenwirkungen, die ich während der Pilleneinnahme hatte, sind auch verschwunden. Migräne bekam ich nie wieder. Ich bin ein neuer Mensch.

Mein Zyklus hat sich jetzt auch eingependelt, und ich verhüte heute mit dem Zykluscomputer »Daysy«. Lasst euch nicht von Ärzten verunsichern und euch Beschwerden ausreden. Ihr kennt euren Körper am besten. Unterstützt euren Körper nach dem Absetzen, und habt keine Angst vor den Beschwerden, es geht alles irgendwann vorbei. Unsere Körper sind keine Maschinen. Alles braucht seine Zeit.

Betty, 26 Jahre: manipulierte Partnerwahl

Die Antibabypille bekam ich schon mit zwölf Jahren. Ich weiß schon gar nicht mehr, warum so früh. Ich glaube, meine Mutter wollte damals einfach auf Nummer sicher gehen, als ich meine Periode bekam und fruchtbar wurde. Ich hatte nie offensichtliche Nebenwirkungen und nahm sie bis zu dem Zeitpunkt, als mir die tägliche Einnahme auf den Keks ging. Da mein Partner und ich beide die nächsten Jahre keinen Nachwuchs planten, entschied ich mich, die Pille gegen eine Kupferspirale einzutauschen. Kurz darauf wurde mir schnell bewusst, was alle damit meinen, wenn sie sagen: »Die Pille verändert dein ganzes Wesen.« Ohne Pille war ich plötzlich ein anderer Mensch. Ich trennte mich relativ schnell von meinem Partner, mit dem ich bis dahin eigentlich sechs Jahre sehr glücklich gewesen war. Heute kann ich nicht mal mehr sagen, warum ich mich in diesen Mann jemals verliebt habe. Auch wenn das jetzt hart klingt, ich konnte mir keinen einzigen Tag mehr an seiner Seite vorstellen. Ich weinte ihm keine Träne nach.

Nachdem sich meine Hormone nach einiger Zeit wieder eingependelt hatten und ich endlich mit Mitte 20 das erste Mal verstanden habe, was ein weiblicher Körper alles kann, war ich glücklicher als jemals zuvor. Ich habe mich endlich nicht nur selbst akzeptiert, sondern mich und meinen Körper geliebt. Ich war selbstbewusster als je zuvor und einfach glücklich, diesen Schritt gegangen zu sein. Mittlerweile habe ich einen neuen Partner, den ich ohne die Manipulation der Pille kennengelernt habe, und erfahre nun das erste Mal, wie toll eine Beziehung wirklich sein kann. Darauf würde ich nie wieder verzichten. Die Entscheidung, die Pille abzusetzen, war die beste meines Lebens! Wenn wir unsere Erfahrungen teilen, können wir anderen Frauen helfen, ihren Weg zu finden.

Dani, 32 Jahre: Migräne, Hashimoto, Fehlgeburt

Ich habe die Pille bereits mit 15 genommen. Einige Jahre später bekam ich immer öfter Migräne und nahm sie ab dem Zeitpunkt im Langzeitzyklus. Wieder einige Zeit später wurde Hashimoto diagnostiziert. Leider klappte die Einstellung der Schilddrüsenhormone aber gar nicht, weshalb ich ständig in einer Über- oder Unterfunktion war. Mir ging es nie richtig gut. Mittlerweile hatte ich auch Probleme mit meiner Verdauung, mir war oft übel, und ich hatte heftige Bauchschmerzen. Nach drei Terminen bei verschiedenen Ärzten, die mich alle nicht ernst nahmen, fand der dritte Arzt Gallensteine. Man entfernte also die Gallenblase. Leider wurde es danach noch viel schlimmer. Ich übergab mich eine Woche lang jeden Morgen. Wieder ins Krankenhaus. Niemand konnte mir helfen. Keiner wusste, woher die Übelkeit kommen könnte. Man vermutete einen Magen-Darm-Virus oder eine Schwangerschaft. Da der Schwangerschaftstest negativ war, schickte man mich wieder nach Hause. Irgendwann kam ich darauf, dass diese extreme Übelkeit immer zur Pillenpause auftrat und machte meinen ersten Versuch, die Pille abzusetzen. Mir ging es sehr, sehr schlecht, aber ohne Pille noch schlechter. Die Migräne war unerträglich, meine Schilddrüse drehte völlig durch, und ich wurde unheimlich aggressiv. Ich hielt die Beschwerden drei Monate aus und ging dann zum Arzt. Dann kam die nächste Diagnose: PCOS. Aus Unwissenheit und Verzweiflung nahm ich also wieder die Pille. Die Übelkeit wurde schlimmer, meine Migräne unerträglich, und auf einmal bekam ich Herzrasen, Angst, Panik und eine dauerhafte Unruhe. Es war der Horror. Zwei Pillenwechsel später immer noch keine Besserung. Ich setzte sie also wieder ab. Schon im ersten Zyklus nach dem Absetzen wurde ich schwanger. Mein Körper konnte die Schwangerschaft leider nicht aufrechterhalten. Meine Gynäkologin versuchte noch, mit bioidentischem Progesteron zu helfen, der Versuch scheiterte aber. Ich verlor das Kind in der zwölften Woche. Laut meiner Ärztin ist das ein häufiges Problem bei Frauen, die nach langer Pilleneinnahme sofort nach dem Absetzen schwanger werden. Nach diesem Erlebnis wollte ich dieses Zeug nie wieder nehmen, völlig egal, welche Beschwerden durch das Absetzen auftreten würden. Da mein Körper und insbesondere mein Hormonhaushalt durch die Schwangerschaft, das Progesteron und den Verlust noch mehr durcheinander waren, suchte ich anschließend eine Heilpraktikerin auf.

Wir stellten meine Ernährung um, bauten meinen Darm auf, unterstützten die Leber, füllten alle fehlenden Vitamine auf, und in kürzester Zeit ging es mir so gut wie noch nie.

Meine Schilddrüse war auf einmal so gut wie geheilt. Zum ersten mal war sie mit minimaler Hormondosis perfekt eingestellt, kein Ping-Pong-Spiel zwischen Unter- und Überfunktion mehr. Meine Hormonwerte waren vorbildlich, mein Zyklus regelmäßig und keine Spur mehr von PCOS. Heute geht es mir fantastisch. Ich bin im achten Monat schwanger, und mein Kleiner ist auch wohlauf.

Melli, 29 Jahre:
Aller guten Dinge sind drei

Ich habe die Pille nie richtig gut vertragen und oft das Präparat gewechselt. Eigentlich habe ich sie nur genommen, weil mir immer eingeredet wurde, dass man ohne Hormone nicht sicher verhüten könne, und ich einfach nicht schwanger werden wollte. Irgendwann hatte ich aber einfach keine Lust mehr und setzte sie ab. Leider wusste ich nicht, was im Körper alles passiert, wie ich ihm helfen kann und habe immer abgesetzt, ohne irgendwas Unterstützendes zu tun. Weil die Nebenwirkungen immer schlimm waren und ich mit Ende 20 aussah wie in der Pubertät, habe ich irgendwann aufgegeben und die Pille wieder genommen. Dieses Hin und Her, also absetzen und dann wieder nehmen, hat die ganze Sache natürlich nicht besser gemacht. So habe ich die Pille immer weniger vertragen. Das zweite Absetzen wurde noch schlimmer.

Dann habe ich den Blog »Generation Pille« gefunden, all meinen Mut zusammengenommen und noch einen Versuch gestartet!

Was soll ich sagen? Wenn man weiß, wie, dann funktioniert es ohne Probleme! Ich kann jetzt nach neun Monaten vollkommen überzeugt und glücklich behaupten, dass ich dieses Mal gar keine Beschwerden habe. Also natürlich merke ich, dass mein Körper entgiftet. Den ein oder anderen Pickel habe ich auch mal und sicher auch zwei oder drei Haare mehr verloren als sonst, aber es ist nichts im Vergleich zu meiner Situation bei den letzten Versuchen. Weil ich diesmal alles richtig machen wollte, habe ich mir zur Unterstützung eine Heilpraktikerin gesucht. Sie war ganz toll, aber ich weiß gar nicht, ob ich sie wirklich gebraucht hätte, weil sie mir genau das Gleiche vorgeschlagen hat, was ich durch den Blog schon wusste. Auf jeden Fall habe ich mich durch sie aber sicherer gefühlt und hatte Rückhalt. Sie war total begeistert, was ich schon unterstützend gemacht hatte. Ich war ein kleiner Streber-Patient und stolz drauf. Meine Zykluskurven waren für sie auch sehr hilfreich, und so konnte sie mich noch besser unterstützen.

Mir geht es heute so gut wie noch nie in meinem Leben.
Ich bin einfach nur happy, diesen Schritt noch mal
gegangen zu sein. Aller guten Dinge sind drei.

Anne, 28 Jahre: psychiatrische Klinik, Antidepressiva

Knapp elf Jahre habe ich insgesamt die Pille genommen. Eigentlich fingen meine Probleme schon direkt nach der ersten Einnahme an, aber da ich ja zu dem Zeitpunkt gerade in die Pubertät kam, schob man meine Stimmungsschwankungen einfach darauf. Ist ja nicht ungewöhnlich, dass Mädchen in dem Alter zickig und launisch sind. Doch schnell wurden aus Stimmungsschwankungen ernste Depressionen. Doch auch das nahm niemand ernst. Dann kamen Angst- und Panikattacken dazu. Meine Eltern schickten mich zu einer Gesprächstherapie. Als die nichts brachte, bekam ich Antidepressiva. Durch die Medikation wurde eigentlich alles nur noch schlimmer. Ich wurde müde, schwach, lustlos, und auch auf meine Stimmung wirkten sich die Stimmungsaufheller negativ aus. Meine Panikattacken wurden nicht besser, sondern noch schlechter. Ich grenzte mich ab, schloss mich nur noch in meinem Zimmer ein, verlor meine Freunde und weigerte mich, zur Schule zu gehen. Ich stand kurz vor dem Abitur, stand also enorm unter Druck. Das alles führte dazu, dass ich irgendwann einfach nicht mehr leben wollte. Es waren nur Selbstmordgedanken, keine Versuche, mir wirklich das Leben zu nehmen. Aber auch diese unkontrollierbaren Gedanken, die man eigentlich nicht haben will, sind grausam. Für meine Eltern war das eine schlimme Zeit, und sie wussten sich nicht mehr zu helfen. Also kam ich in eine psychiatrische Kinik. Der Aufenthalt dort dauerte einige Wochen, doch auch der konnte nicht helfen. Mein Zustand blieb, die Antidepressiva nahm ich weiter, mein Abi konnte ich nicht machen, und so verbrachte ich mein Leben nur noch in meinem Zimmer. Einige Zeit später bekam ich immer wieder heftige Zahnfleischentzündungen und landete bei einer Zahnärztin, die mein Leben veränderte. Ich weiß nicht, wie sie darauf kam, aber nach dem vierten Termin riet sie mir, die Pille abzusetzen. Als ich an dem Tag nach Hause kam, suchte ich das erste Mal im Internet nach Nebenwirkungen der Pille und fand unzählige Beiträge von Frauen, die meine Probleme teilten. Ich versuchte, meine neuen Erkenntnisse mit meinen Ärzten zu besprechen, doch die waren keine große Hilfe. Keiner unterstützte mich, und ich wurde wegen meiner »Verschwörungstheorien« belächelt. Da ich aber sowieso nichts mehr zu verlieren hatte, setzte ich sowohl die Pille als auch die restlichen Medikamente inklusive Antidepressiva ab.

Ein halbes Jahr später hatte ich mein Leben wieder zurück. Ich bin wieder ich. Ich habe keine psychischen Beschwerden mehr und benötige auch keine Medikamente. Schade, dass ich so lange gebraucht habe, um das zu verstehen.

DIE PILLE ABSETZEN

Es sind immer die gleichen Fragen, die sich Frauen nach dem Absetzen der Pille stellen: Was passiert nach dem Absetzen? Bekomme ich Pickel und Stimmungsschwankungen? Werde ich dick? Wird meine Periode schmerzhaft? Was macht die moderne Frau in dieser Situation? Sie googelt! Fataler Fehler. Es gibt einen guten Grund, warum Ärzte und Heilpraktiker davon abraten, im Internet nach Informationen zu Symptomen oder Krankheiten zu suchen, denn am Ende ist man der festen Überzeugung, man hätte nur noch wenige Tage zu leben. So auch beim Thema »Pille absetzen«. Das Netz ist voll von schrecklichen Horrorgeschichten, die viele Frauen davon abhält, die Pilleneinnahme tatsächlich zu stoppen. Es entsteht fast der Eindruck, dass das eigene Wohlbefinden, das Aussehen, das Gewicht und die Zufriedenheit von diesem Medikament abhängen. Das ist nachvollziehbar, denn aufgrund der langen Einnahmezeit wissen die meisten überhaupt nicht, wie der eigene Körper ohne die künstlichen Hormone funktioniert. Natürlich gibt es nicht nur Horrorgeschichten. Es gibt genug Frauen, die keine Probleme nach dem Absetzen haben. Nur machen die sich nicht die Arbeit, ihre Geschichte in irgendein Forum zu schreiben!

Warum reagieren Frauen eigentlich so unterschiedlich?

»Jeder Körper ist verschieden. Jeder Körper reagiert anders.« Das ist die Antwort, die man zu hören bekommt. Es gibt allerdings mehrere Faktoren, die einen Einfluss darauf haben, welche Auswirkungen das Absetzen der Pille auf Frauen haben kann.

1. Das Alter der ersten Einnahme

Laut dem Pillen-Report der Techniker Krankenkasse 2015 war das jüngste Mädchen, dem die Pille verschrieben wurde, erst elf Jahre alt. Die körperliche Entwicklung während der Pubertät ist bei Frauen enorm wichtig, denn bei ihnen ist das hormonelle System um einiges komplexer als bei Männern. Es dauert mehrere Jahre, bis sich dieses System einschließlich aller beteiligten Organe eingespielt hat und reibungslos läuft. Das wissen leider nur die wenigsten. In der Pubertät geht es um mehr als die erste Periode, das Wachstum der Brüste und die damit verbundene Geschlechtsreife. In dieser Zeit entwickelt der Körper das Zusammenspiel der endokrinen Organe.

Zu diesem ausgeklügelten System gehören die Eierstöcke, die Schilddrüse, die Nebennieren, die Hypophyse (ein Teil des Gehirns), der Darm und die Leber. All das unter einen Hut zu bringen und daraus einen funktionierenden Zyklus zu schaffen, dauert ein paar Jahre. Und genau das ist die Zeit der Pubertät. Greift man jetzt durch die Einnahme der Pille in diese wichtige Entwicklung ein, kann der Körper nicht lernen, richtig zu funktionieren.

2. Der gesundheitliche Zustand vor der ersten Pilleneinnahme

Die Pille wird oft als kleines Wundermittel für alle weiblichen Wehwehchen verschrieben. Deshalb bleiben gesundheitliche Probleme oft unentdeckt. Die Pille kann zwar gewisse Symptome überdecken, z. B. Akne oder Zyklusprobleme, jedoch behebt sie die Ursache nicht. Sie wirkt nur, weil das eigene Hormonsystem einfach abgeschaltet wird. Gab es also vor der ersten Einnahme der Pille schon Probleme, dann können diese nach dem Absetzen logischerweise auch wieder auftreten, denn das eigentliche Problem wurde ja nie behandelt, sondern nur überdeckt. Weiß man also, welche Probleme man vorher hatte, sollte man nach dem Absetzen auch genau diese im Auge behalten und sich auf Ursachensuche begeben.

3. Die Dauer der Einnahme

Laut Aussage vieler Hersteller und Ärzte ist die Langzeiteinnahme der Pille absolut unbedenklich. Zumindest bis zu einem gewissen Alter, da hier das Thromboserisiko steigt. Nur … wie kommen sie zu dieser Aussage? Soweit ich weiß, gibt es noch keine Langzeitstudie. Es kann also niemand genau wissen, was die Langzeiteinnahme der Pille mit dem Körper einer Frau macht. Für mich persönlich ist die logischste Erklärung immer die richtige. Und wenn man logisch an die Sache herangeht, liegt eigentlich eins direkt auf der Hand: Je länger ein Körper von fremden, synthetischen Hormonen gesteuert wird, desto schwieriger wird es für ihn, die Hormonproduktion aus eigenen Kräften wieder zum Laufen zu bringen.

4. Weitere ungesunde Faktoren während der Pillenzeit

Durch ihren Einfluss auf viele körperliche Vorgänge verlangt die Pille dem Körper einiges ab. Es kann zu Vitalstoffdefiziten, einer Belastung der Leber und auch der Schilddrüse kommen. Doch auch der Darm ist kein Fan der Pille. Wenn man nämlich zu dieser Belastung auch noch gesundheitlich kontraproduktiv lebt, wie beispielsweise durch ungesunde Ernährung, wenig Bewegung, Rauchen oder regelmäßigen Alkoholkonsum, gibt man seinem Körper den Rest. Das zeigt sich dann auch nach dem Absetzen der Pille.

5. Die Erbanlagen

Tatsächlich gibt es Erbanlagen, die entscheidend dafür sind, wie gut der Körper und die dafür zuständigen Organe (Leber, Haut, Lymphen, Nieren) entgiften können. Dafür bildet der menschliche Körper gewisse Enzyme. Gut funktionierende Enzyme sind wiederum von einer intakten DNS (Erbsubstanz) abhängig, denn der Körper bildet sie entsprechend seiner genetischen Information. Wird man also bei der Geburt bereits mit den Genen ausgestattet, die spezielle Enzyme nicht richtig kodieren können, ist man von Natur aus ein »schlechter Entgifter«. Man kann aber auch mit ganz fantastischen Genen ausgestattet sein, sich selbst aber zu einem schlechten Entgifter machen, z. B. durch einen Mangel an Aminosäuren, Vitaminen oder Spurenelementen. Zu diesen gehören unter anderem Zink, Mangan, Selen, Vitamin B_6 und Vitamin B_{12}. Sie gelten als Bausteine und Co-Enzyme, die die Herstellung lebensnotwendiger Entgiftungsenzyme überhaupt erst möglich machen.

Die besten Tipps zum Absetzen der Pille

Das Absetzen der Pille stellt viele Frauen vor eine Herausforderung. Da die meisten die oralen Kontrazeptiva schon sehr lange genommen haben, können sie sich kaum an ihren Zyklus vor der ersten Einnahme erinnern und was nun auf sie zukommen könnte. Auch die vielen im Netz kursierenden Horrorgeschichten von Pickeln, verstärkten Menstruationsschmerzen, Haarausfall und unregelmäßigen Zyklen machen Angst. Fälschlicherweise werden die möglichen Begleiterscheinungen nach dem Absetzen der Pille immer mit einem »Entzug« gleichgestellt. Das suggeriert vielen, dass der Körper die Hormonersatzstoffe braucht, um gut zu funktionieren. Weit gefehlt. Der Körper bzw. der ganze Organismus entgiftet, regeneriert und versucht nach und nach, alle natürlichen Prozesse wieder anzukurbeln. Das braucht Zeit und Geduld. Man kann den Körper aber sehr gut dabei unterstützen. Es ist ein ganzheitliches Projekt, in dem auch Darm, Leber und Vitalstoffhaushalt eine große Rolle spielen.

1. Zyklus beobachten

Den Zyklus im Auge zu behalten, ist sehr beruhigend. Da man durch die Pille immer einen (zwar) unechten, aber regelmäßigen »Zyklus« hatte, sind viele nach dem Absetzen beunruhigt. Wann kommt der erste Eisprung, wann die erste Blutung? Auch die Angst vor einer ungewollten Schwangerschaft ist groß, wenn die erste Periode mit Verspätung kommt. Es entlastet also enorm, wenn man Einblick in seinen Zyklus hat und Stück für Stück lernt, ihn zu verstehen. Außerdem ist es sehr hilfreich, um sich einen Überblick über möglicherweise auftretende Symptome zu machen. Wenn man anhand der Aufzeichnungen sieht, wann die Symptome während des Zyklus auftreten, lassen sich schnell Zusammenhänge und Ursachen ausmachen. Für dieses sogenannte Zyklustracking benötigt man ein Digitalthermometer mit zwei Stellen nach dem Komma und ein Zyklusblatt. Alternativ kann man natürlich auch eine Zyklus-App verwenden. Allerdings gibt es kaum eine App, bei der man eigene Symptome eintragen kann. Zur Zyklusbeobachtung wird dann jeden Morgen, noch im Liegen, die Temperatur gemessen und inklusive der eventuell aufgetretenen Symptome in das Zyklusblatt eingetragen. So kann man sehen, ob bzw. wann sich der Zyklus nach dem Absetzen der Pille wieder normalisiert hat.

Ein normaler, gut funktionierender Zyklus beträgt zwischen 23 und 35 Tagen. In der ersten Zyklushälfte ist die Temperatur niedriger als in der zweiten Hälfte. Ungefähr in der Zyklusmitte sollte ein kurzes Temperaturtief zu sehen sein, auf das ein deutlicher Temperaturanstieg folgt (der Eisprung!). Die Temperatur bleibt dann bis zum Eintritt der Periode im höheren Bereich und fällt erst kurz vor Eintreten der Blutung wieder ab. Schon nach ein paar eingetragenen Zyklen kann man sehen, was der Körper anhand dieser Aufzeichnungen alles verrät. Hier ein paar Hinweise, die die Sprache des Zyklus zeigen:

● Lassen sich keine zwei verschiedenen Temperaturphasen erkennen, hat in dem Zyklus wahrscheinlich kein Eisprung stattgefunden. Das ist nicht weiter schlimm und kann vorkommen.

● Die Hochlage, also die Zeit nach dem Eisprung, in der die Temperatur nach oben geht, sollte 12 bis 16 Tage andauern. Je kürzer diese Phase, desto weniger Progesteron wird gebildet.

● Ist die Hochlage länger als 18 Tage, ist von einer Schwangerschaft auszugehen.

● Kurz vor der Menstruation fällt die Temperatur ein bisschen ab. Daran lässt sie sich vorab ganz gut erahnen, selbst wenn man keine anderen Symptome hat, die darauf hinweisen.

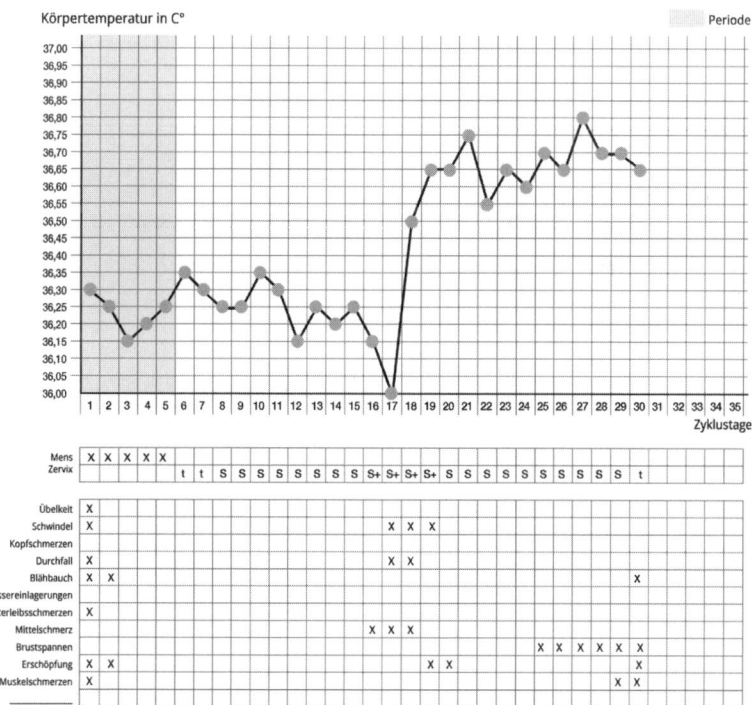

Dieses Bild zeigt einen meiner aufgezeichneten Zyklen inklusive Temperaturkurve, Zervixschleimbeobachtung und Symptomen aus der Post-Pill-Zeit.

WICHTIG ZU WISSEN

Sollte über einen längeren Zeitraum kein Eisprung erfolgen, sollte man der Sache auf den Grund gehen. Ausbleibende Eisprünge können sowohl Eierstockzysten als auch eine Östrogendominanz zur Folge haben, da ohne Eisprung kein Progesteron gebildet werden kann.

Wenn die auftretenden Symptome zum jeweiligen Zyklustag im Zyklusblatt eingetragen werden, ist das nicht nur für die Anwenderin hilfreich, sondern auch für den Arzt gut zu wissen.

2. Darm unterstützen

Wie wichtig der Darm für die Gesundheit, das Immunsystem und die Aufnahme der Nährstoffe ist, sollte bis zu dieser Stelle deutlich geworden sein. Ebenfalls sollte klar sein, dass die Pille nicht unbedingt zu einer vorbildlichen Darmgesundheit beiträgt. Leber und Darm sollten immer gleichzeitig unterstützt werden, da sie voneinander abhängig sind. Dem Darm kann man bestmöglich helfen, indem man möglichst gesund, ausgewogen und darmfreundlich isst. Zuckerhaltige Speisen, Süßigkeiten, Weißmehl und Fertigprodukte mit vielen Zusatzstoffen tragen nicht unbedingt zu einer gesunden Darmflora bei. Es ist also durchaus ratsam, gerade in der ersten Zeit nach dem Absetzen auf möglichst gesunde Ernährung zu achten. Außerdem ist es hilfreich, eine schonende Darmsanierung durchzuführen und den Aufbau einer guten Darmflora in Form von Probiotika in Betracht zu ziehen. Das ist besonders dann ratsam, wenn zusätzlich zur Pille Antibiotika eingenommen wurden oder die Verdauung offensichtlich nicht rundläuft. Hier gibt es verschiedene Methoden, die meiner Meinung nach speziell auf den Einzelnen ab-

gestimmt werden sollten. Die Beratung durch einen Arzt, Heilpraktiker oder Ernährungsberater kann hier sehr hilfreich sein.

3. Erste Hilfe für die Leber

Wie wir mittlerweile wissen, ist eine dauerhafte Medikamenteneinnahme eine enorme Belastung für die Leber. Nach dem Absetzen ist
sie deshalb erst mal erschöpft und kann vielleicht auch nicht gleich
die restlichen Schadstoffe und synthetischen Hormone der Pille aus-
scheiden und zusätzlich auch noch ihren anderen wichtigen Aufgaben nachkommen. Je schneller die Leber wieder fit ist, desto besser.
Es ist also sehr wichtig, ihr gerade nach dem Absetzen der Pille
nicht noch mehr Arbeit zu machen. Rauchen, Koffein, Alkohol und
ungesunde Ernährung sind Stress für die Leber und unter normaler
Belastung schon Arbeit genug. Da sie jetzt aber schon geschwächt
ist, wäre es ratsam, ihr diese Mühe zu ersparen. Gesunder, aus-
reichender und regelmäßiger Schlaf ist für den gesamten Körper
gut, aber für die Leber ganz besonders hilfreich, denn hauptsächlich
in der Nachtzeit kommt es vorwiegend zu Entgiftungs- und Aus-
scheidungsprozessen. Unterstützen kann man die Leber auch mit
Bitterstoffen, da diese die Entgiftungsprozesse ankurbeln. Bitter-
stoffe kann man ganz leicht in seinen Alltag integrieren z. B. durch
Bitter-Tees wie Ingwer, Löwenzahn oder Brennnessel. Man kann
auch einige bittere Nahrungsmittel in die Ernährung einbauen.
Unter anderem eignen sich hierfür Artischocken, Zimt, Kurkuma
und Kardamom ganz hervorragend.

4. Vitalstoffhaushalt auf Vordermann bringen

Wie bereits erwähnt, stört die Pille unseren Vitamin- und Mineral-
stoffhaushalt. Deshalb kommt es hier im Laufe der Zeit fast immer
zu erheblichen Mängeln. Allerdings sind Vitamine und Mineral-

stoffe für das richtige Funktionieren der Hormone in unserem Körper absolut wichtig. Außerdem können diese Mängel ebenfalls Beschwerden hervorrufen.

Um die eventuellen Mängel gezielt zu beheben, ist es hilfreich, die verdächtigen Vitamine und Mineralstoffe im Blut untersuchen zu lassen, um dann mit einem Arzt oder Heilpraktiker die richtige Dosierung verschiedener Nahrungsergänzungsmittel zu besprechen.

LABORUNTERSUCHUNGEN
NACH DEM ABSETZEN

Gerade Frauen, die nach dem Absetzen der Pille besondere Angst vor möglichen Symptomen und Problemen haben, machen sehr gern sofort Termine zur Blutkontrolle, um schnellstmöglich checken zu lassen, ob alles in Ordnung ist. Leider bringt das relativ wenig, denn hormonell wird sehr wahrscheinlich erst mal überhaupt nichts in Ordnung sein, zumindest nicht laut der Blutwerte. Man geht davon aus, dass der Körper nach dem Absetzen der Pille mindestens drei Monate braucht, um die künstlichen Hormone größtenteils wieder auszuscheiden. Allerdings bedeutet das nicht, dass er in diesem Zeitraum auch das gesamte Hormonsystem wieder selbstständig und einwandfrei zum Laufen bringen kann. Wenn man die Eierstöcke über viele Jahre, vielleicht sogar Jahrzehnte, ausgeschaltet hat, benötigen sie einfach einige Zeit, bis sie ihrer Aufgabe wieder reibungslos nachkommen können. Wie viel Zeit es benötigt, bis der Körper wieder allein und ohne Hilfe klarkommt, ist von Frau zu Frau verschieden. Deshalb hat es während dieser Erholungs- und Regenerationszeit meiner Meinung nach absolut keinen Sinn, Schilddrüsenwerte oder einen Hormonstatus machen zu lassen.

Wie die Hormone einer Frau nach der Pille aussehen ...

Natürlich lässt sich diese Aussage nicht verallgemeinern, jedoch haben viele Frauen in den ersten Monaten bzw. Zyklen nach dem Absetzen der Pille ähnliche Hormonwerte. Bei mir sahen sie übrigens ganz genauso aus. Auch knapp 90 Prozent der Frauen aus der »Generation-Pille-Community« haben bei ihren ersten Laboruntersuchungen die gleichen Erfahrungen gemacht. Ist einem nicht bewusst, dass das durchaus normal ist, kommt schnell Panik auf.

DER POST-PILL-HORMONSTATUS

TSH ▷ erhöht

Cortisol ▷ erhöht

DHEA ▷ erhöht

Testosteron ▷ erhöht

Östrogen ▷ erhöht oder zwar niedrig, aber im Verhältnis zum Progesteron erhöht

Progesteron ▷ zu niedrig

Blutwerte sind eine Momentaufnahme. Und direkt nach der jahrelangen Einnahme künstlicher Hormone ist kein guter Moment für die Bestimmung solcher Werte. Wie in diesem Buch deutlich geworden sein sollte, hat die Pille einen enormen Einfluss auf das ganze Hormonsystem, und solange der Körper dieses Chaos nicht beseitigt hat, werden die Blutwerte auch nicht zufriedenstellend ausfallen.

Leider führt der Drang, unbedingt und schnellstmöglich die Hormonwerte checken zu lassen, in vielen Fällen dazu, dass gleich das nächste Medikament verordnet wird.

Genauso funktioniert nämlich die Schulmedizin:
Man geht mit Beschwerden zum Arzt, lässt besagte
Blutwerte bestimmen, die dann wahrscheinlich aussehen
wie weiter oben aufgeführt, und der Arzt wird alles tun,
um diese Werte in den Normbereich zu bringen.

Das ist schließlich sein Job, Patienten zu helfen und Symptome zu behandeln. Deshalb kann man ihm gar nicht verübeln, wenn er einem z. B. bei einem auffälligen Schilddrüsenwert ein Rezept für Schilddrüsenhormone in die Hand drückt. Wie es zu diesen auffälligen Werten gekommen ist und ob sich die Schilddrüse – unterstützt durch einige notwendige Vitalstoffe – in den nächsten Monaten vielleicht von selbst wieder erholt hätte, wird meist nicht bedacht.

Das Gleiche gilt für auffällige Sexualhormone. Häufig wird Frauen dann erzählt, dass ihr Körper ohne die Antibabypille einfach nicht zurechtkommt und sie eine neue Pille brauchen. Und schon haben sie das neue Rezept in der Hand, besonders dann, wenn auch die männlichen Hormone aus der Reihe tanzen. Auch hier wird selten nach den Ursachen gesucht. Und selbst wenn, dann wird das Absetzen der Pille als eventuelle Ursache nicht berücksichtigt. So kommen Frauen sehr schnell von einer Pille direkt zur nächsten.

Welche Blutwerte sind sinnvoll?

Die Vitalstoffwerte sind im Gegensatz zu den bereits erwähnten Hormonwerten aussagekräftig und sehr hilfreich. Anhand dieser vitalstoffbezogenen Blutwerte ist es möglich, Mängel zu bestimmen und mithilfe eines Arztes oder Heilpraktikers zu beheben. So kann man den Körper bei seiner Regeneration sehr gut unterstützen, und eventuell sind dann auch schon bald einige Symptome verschwunden, die man eigentlich den Hormonen zugeschrieben hätte.

Die Bestimmung von Vitaminen, Mineralstoffen und Spurenelementen muss man beim Arzt oder im Labor anfragen, denn in einem normalen kleinen oder großen Blutbild sind diese Werte nicht enthalten. Es kann durchaus sein, dass man einen Teil der Blutwertbestimmung aus eigener Tasche zahlen muss. Das kommt auf die benötigten Werte bzw. den Arzt an.

VITALSTOFF-CHECKLISTE

- Vitamin C
- Vitamin E
- Vitamin D_3
- Vitamin B_{12}*
  (Holo-TC, »aktives B_{12}«)
- Vitamin B_6

- Folsäure
- Magnesium**
- Selen
- Eisen (+ Ferritin)
- Jod
- Zink**

*Serum-Vitamin-B_{12} wird häufig verwendet, gibt aber keine sichere Aussage über den aktuellen B_{12}-Status. Besser ist Holo-TC. Es transportiert Vitamin B_{12} zu den Körperzellen und macht es für sie verfügbar. Ein sinkender Spiegel gilt deshalb als frühestes Anzeichen eines Mangels.

**Nur im Vollblut aussagekräftig

Auch ein Blick auf die Darmgesundheit inklusive der Darmflora ist durchaus zu empfehlen. Es gibt heutzutage wirklich tolle Stuhldiagnostik, anhand derer der Gesundheitszustand des Darms sehr deutlich sichtbar wird. Auch die Besiedelung der Bakterien kann sehr genau bestimmt werden und gibt einen konkreten Überblick, ob die Darmflora aufgebaut werden sollte, und wenn ja, welche Bakterien genau fehlen.

Möchte man nach einigen Monaten doch einen Hormonstatus machen lassen, stellt sich noch die Frage, wie dieser aussehen soll. Es gibt zwei Methoden, die unterschiedlicher nicht sein könnten. Hormone lassen sich durch eine Blutuntersuchung oder eine Speichelanalyse bestimmen. Welche der beiden Methoden die aussagekräftigere ist, wird seit vielen Jahren diskutiert. Die Meinungen darüber sind sehr gespalten.

*Bei einer Hormonbestimmung im Blut werden einerseits
die ungebundenen, also die tatsächlich wirksamen Hormone,
und andererseits auch die an Proteine gebundenen
und dadurch inaktiven Hormone gemessen.*

Von den inaktiven Hormonen befinden sich 95 bis 98 Prozent im Blut. Im Speichel werden aber nur die aktiven Hormone gemessen, was gerade für Laien besser zu deuten ist. Meiner Meinung nach haben beide Methoden ihre Daseinsberechtigung, solange die Befunde vom behandelnden Arzt oder Heilpraktiker richtig interpretiert werden und anhand dessen dann auch therapiert wird.

Heutzutage gibt es auch viele Tests, die man zu Hause machen kann. Allerdings handelt es sich dann nicht um Blut-, sondern um Speicheltests. Manche Labore bieten Speicheltests an. Bei solchen Laboren kann man Testkits für einen Hormonstatus online bestellen. Das Testset bekommt man dann inklusive genauer Anleitung, Proberöhrchen und Rückversandtasche recht schnell zugeschickt. Sobald man den Test durchgeführt hat, schickt man die Probe per Post ans Labor und bekommt nach ungefähr zehn Tagen die Ergebnisse. Die Kosten für solche Hormon-Testkits belaufen sich auf ungefähr 50 bis 150 Euro, je nachdem, welche Hormone bestimmt werden sollen. Allerdings sollte man solch einen Selbsttest nur dann machen, wenn man sich entweder mit den Werten gut auskennt oder bereits einen Arzt oder Heilpraktiker an der Seite hat, der einen bei der Auswertung der Befunde unterstützt.

Wenn man das erste Mal einen solchen Hormonstatus machen lassen möchte, würde ich einen ausführlichen Test empfehlen, also nicht nur Östrogen (E2 und E3) und Progesteron, sondern auch DHEA, Cortisol und Testosteron. Wichtig ist hierbei auch der Östrogen-Progesteron-Quotient. Er zeigt, ob eine Östrogendominanz vorliegt.

HORMONFREIE VERHÜTUNG

Seit Erfindung der Antibabypille und ihren Geschwistern Hormonspirale, NuvaRing, Depotspritze, Implanton und Pflaster wurde dem weiblichen Geschlecht eingetrichtert, dass sichere Verhütung nur mit Hormonen möglich ist.

Das Wissen um alle hormonfreien Varianten und deren teilweise unschlagbare Sicherheit ist nicht nur bei uns Frauen auf der Strecke geblieben, sondern offensichtlich auch bei einem Großteil der Gynäkologen.

Meiner Meinung nach gibt es heutzutage eine so große Auswahl an hormonfreien Alternativen, dass wirklich jede Frau die für sich passende Methode finden kann. Einige dieser Alternativen sind sogar nachweislich sicherer als orale Kontrazeptiva.

Das Thema Sicherheit sorgt auch häufig für viel Verwirrung und Verunsicherung, denn es gibt keine wirklich einheitliche »Maßeinheit«, um die Zuverlässigkeit bei der Empfängnisverhütung zu bewerten. Je nachdem, wo man nach Infos sucht, bekommt man Sicherheitsangaben in Prozent oder auch in Form eines Pearl-Index-Wertes (PI). Doch eigentlich weiß niemand so genau, was dieser PI eigentlich ist. Außerdem gibt es zu jedem Verhütungsmittel gefühlt zehn verschiedene PIs. Tatsächlich sind weder Prozentangaben noch der so gern zitierte Pearl-Index wirklich aussagekräftig! Der Pearl-Index ist nur eine Rechenmethode und abhängig davon, mit welchen Daten die Rechnung ausgeführt wird. Tatsächlich wird dieser Index bereits seit Jahren innerhalb der wissenschaftlichen Erforschung von Verhütungsmethoden gar nicht mehr angegeben. Mittlerweile zählen nur noch die Methoden- und Anwendersicherheit.

Die Methodensicherheit belegt die maximal mögliche Sicherheit einer Verhütungsmethode. Diese ist nur bei durchgehend 100 Prozent korrekter Anwendung gegeben. Keine Fehler, keine Störfaktoren, kein Vergessen, keine anderen Medikamente, nicht mal eine Erkältung.

Die Anwendersicherheit belegt die reale Sicherheit im durchschnittlichen alltäglichen Leben. Betrachtet man beide, hat man einen guten Überblick darüber, wie sicher eine Methode theoretisch sein kann und wie sicher sie sich im Alltag bewährt. Auch daran sieht man wieder, dass viele Methoden sehr vom Anwender/in abhängig sind, wenn es um die Sicherheit geht.

Methode	Methodensicherheit	Anwendersicherheit
Pille[60]	0,3-0,5	9,0
Kupferspirale[61]	0,6	1,0
NFP Sensiplan[62]	0,4	1,8
Diaphragma[63]	6	12
Kondom[64]	2	18
Daysy[65]	0,8	1,3

Diese Zahlen geben an, wie viele von 100 Frauen pro Jahr schwanger werden, obwohl sie diese Verhütungsmethode anwenden. Ich denke, es ist auf den ersten Blick erkennbar, dass sowohl die Kupferspirale als auch NFP nach Sensiplan in der realen Anwendung um einiges sicherer sind als die Pille. Zum Diaphragma sollte noch gesagt sein, dass Experten mittlerweile von einer Methodensicherheit von 1,2 bis 4 und einer Anwendersicherheit von 6 bis 8 ausgehen. Allerdings fehlen hierzu noch neuere Studien. Zuverlässige Verhütung ohne Hormone ist also sehr gut machbar.

Per Definition gehört zu natürlicher Verhütung alles, was ohne Hilfsmittel und Hormone auskommt. Natürlich haben nicht alle Methoden, die in den letzten Jahrzehnten entdeckt wurden, die größte Sicherheit. Als diese Verhütungsmöglichkeiten entdeckt wurden, fehlte es einfach noch ein bisschen an Wissen über alle Zykluseigenschaften der Frau. Deshalb verhütete man früher z. B. anhand der Kalendertage. Auch das »Aufpassen« gehört laut Definition zur natürlichen Verhütung. In der heutigen Zeit gehört natürliche Verhütung mit der richtigen Methode zur sichersten Variante der Empfängnisverhütung. Der Vollständigkeit halber möchte ich jedoch alle möglichen Methoden kurz erklären.

Kalendermethode

Die Kalendermethode ist eine der unsichersten Methoden und ein Überbleibsel aus vergangenen Zeiten. Ein japanischer und ein österreichischer Gynäkologe entwickelten 1933 die uns als Kalendermethode bekannte Technik, die deren Namen trägt, die Knaus-Ogino-Methode. Ausgehend von der Annahme, dass ein Zyklus im Schnitt etwa 28 Tage hat und ein Eisprung irgendwann in der Zyklusmitte stattfindet, werden einfach die Tage gezählt. Hat man einen 28-tägigen Zyklus, verhütet man also um den 14. Tag herum zusätzlich.

Billingsmethode

Die Billings-Methode, auch Zervixschleimmethode genannt, beruht ausschließlich auf der Beobachtung der Zervixschleimveränderung. Die erste »Anleitung« zu dieser Methode veröffentliche der Neurologe John Billings 1964. Anhand der sich im Zyklus verändernden Konsistenz des Zervixschleims bestimmte man den Grad der Fruchtbarkeit. Die Bestimmung dieses Schleims ist heute noch ein wichtiger Teil der natürlichen Verhütung. Allerdings mittlerweile in Kombination mit der Aufzeichnung der Temperatur.

Coitus interruptus

Der Klassiker unter den Methoden, die früher oder später in einer Schwangerschaft enden: Der Samenerguss des Mannes findet außerhalb der Vagina statt. Ich glaube, es ist jedem klar, dass bereits vor dem Erguss Spermien austreten können. Somit stellt diese Methode keine angemessene Verhütung dar.

Temperaturmethode

1927 entdecke der holländische Gynäkologe Dr. Van de Velde erstmals die zyklusabhängigen Veränderungen der Basaltemperatur. Diese Entdeckung ermöglichte es festzustellen, wann der Eisprung stattgefunden hat. Erst 1950 wurde das erste Regelwerk namens »Döring-Regel« veröffentlicht. Die Temperaturmethode gilt, auch wenn es sich hierbei nur um eine Einzelsymptommethode handelt, als sehr sicher, wenn man sich an das strenge Regelwerk hält.

Irgendwann kam man auf die Idee, die Temperaturmethode mit der Billingsmethode zu kombinieren, um mit gleich zwei Parametern die Fruchtbarkeit bestmöglich zu bestimmen. Erschaffen war die symptothermale Methode.

Symptothermale Methode

Der Begriff »symptothermale Methode« umschreibt die Ermittlung der fruchtbaren Tage innerhalb des weiblichen Zyklus anhand körperlicher Symptome (»Sympto-«) und der Körpertemperatur (»-thermal«). Anhand dieser Veränderungen lässt sich die fruchtbare Zeit (einschließlich der Überlebensdauer von Spermien) auf etwa 5 bis 7 Tage pro Zyklus ermitteln. Damit das auch jedem gelingt, gibt es hierzu bestimmte Regelwerke. Heute existiert eine Vielzahl von verschiedenen symptothermalen Methoden in verschiedenen Ländern, deren Regelwerke sich in Details unterscheiden. Auch deren Verhütungssicherheit wurde unterschiedlich gut untersucht.

Im deutschsprachigen Raum gibt es zwei Regelwerke. Die wohl bekannteste Form der symptothermalen Methode ist die »Natürliche Familienplanung (NFP) nach Sensiplan«. Richtig angewendet gehört diese Methode zu den sichersten Verhütungsmethoden und schlägt sogar die Anwendersicherheit der Antibabypille. Die Anwendung dieser Methode setzt eine gewisse Eigenverantwortung sowie das Wissen um die korrekte Anwendung des Regelwerks voraus. Das hört sich im ersten Moment ziemlich kompliziert an, ist aber wirklich einfach und lässt sich auch wunderbar in den Alltag integrieren. Alles, was man dazu benötigt, ist ein Basalthermometer mit zwei Stellen nach dem Komma – für die tägliche Messung der Basaltemperatur – und ein Zyklusblatt. Zum Eintragen der Werte nutzen viele Frauen auch Zyklus-Apps, doch dazu später mehr. Schauen wir uns jetzt mal an, was während eines weiblichen Zyklus passiert.

Der Eisprung

In etwa der Mitte des Zyklus erfolgt der Eisprung (Ovulation), bei dem die Eizelle in den Eileiter übergeht und für etwa 12 bis 18 Stunden befruchtungsfähig ist. Kommt es in dieser Zeit zu keiner Befruchtung, stirbt die Eizelle ab, und es kann zu keiner Schwangerschaft kommen. Spermien können in der Gebärmutter oder im Gebärmutterhals ungefähr drei bis fünf Tage überleben. Rechnerisch bedeutet das: Eine Befruchtung kann nur fünf Tage vor und maximal 18 Stunden nach dem Eisprung stattfinden.

Temperatur

Schaut man sich den Verlauf der morgens gemessenen Körpertemperatur in einem Zyklus an, stellt man schnell fest, dass es zwei Temperaturphasen gibt. In der Phase vor dem Eisprung – also in der ersten Zyklushälfte – ist die Körpertemperatur niedriger als in der Zeit nach dem Eisprung, der zweiten Zyklushälfte. Die sogenannte Temperaturhochlage, in der zweiten Hälfte des Zyklus, wird durch das Hormon Progesteron ausgelöst, das nach dem Eisprung gebildet wird. Den Eisprung erkennt man an einem steilen Temperaturanstieg. Gemessen wird die Körpertemperatur morgens noch vor dem Aufstehen im Liegen für drei Minuten und zwar oral, vaginal oder rektal. Der Messort sollte zu Beginn des Zyklus ausgewählt und für die Dauer des Zyklus auch beibehalten werden.

Der Zervixschleim

Der Zervixschleim, manchen auch bekannt als Weißfluss, wird von den Drüsen im Gebärmutterhals (Zervix) gebildet. Er hat viele Funktionen, wie z. B. das Verhindern von eindringenden Keimen in die Scheide. Der Zervixschleim verändert sich im Verlauf eines Zyklus sehr auffällig. Nach der Menstruation tritt er langsam in Erscheinung und ist dann meist trüb, klumpig, weiß, klebrig und sehr zäh. Je mehr man sich dem Eisprung nähert, desto mehr Östrogen wird gebildet, was den Schleim klarer, flüssiger und spinnbarer macht – und Eiweiß ähnelt. Ist der Eisprung vorbei, entwickelt er sich wieder zurück in seine Ausgangsbeschaffenheit und endet mit Eintritt der Menstruation. Einmal täglich wird der Zervixschleim beobachtet und im Zyklusblatt eingetragen. Viele NFP-Anwenderinnen beobachten vorzugsweise die Veränderung des Zervixschleims. Stattdessen kann man aber auch den Muttermund überprüfen, denn manche Frauen haben nur sehr wenig oder gar keinen Zervixschleim. Auch bei Vorliegen eines krankhaften Ausflusses (z. B. durch einen Vaginalpilz) ist der Zervixschleim nicht auswertbar.

Muttermund

Zu Beginn des Zyklus ist der Muttermund hart und geschlossen und ragt so weit in die Scheide hinein, dass man ihn gut ertasten kann. Rückt der Eisprung und damit die fruchtbare Zeit näher, zieht sich der Muttermund zurück, öffnet sich leicht und wird ganz weich. Jetzt können Spermien gut hindurchgelangen. Nach dem Eisprung schließt sich der Muttermund wieder, wird fest und nimmt seine vorige Position wieder ein. Laut NFP-Regelwerk wird der Muttermund einmal täglich abgetastet und seine Beschaffenheit und Position im Zyklusblatt eingetragen. Anhand dieser Dokumentation lässt sich erkennen, wann man innerhalb des Zyklus fruchtbar ist.

Ich persönlich bin ein sehr großer Fan von NFP nach Sensiplan und verhüte so erfolgreich schon seit sieben Jahren. Diese Methode ist nicht nur so toll, weil sie sehr sicher ist, sondern weil man durch die täglichen Beobachtungen der Symptome einen ganz neuen Bezug zu seinem Körper bekommt, den weiblichen Zyklus besser versteht und eine enorme Körperkompetenz erlangt. Zudem kann man diese Methode sowohl für einen Kinderwunsch als auch zur sicheren Verhütung nutzen. Je nachdem, was das Ziel ist, nutzt man dann die fruchtbare Zeit zur Zeugung des Wunschkindes oder um genau in dieser Zeit auf Sex zu verzichten oder zusätzlich mit Kondom oder Diaphragma zu verhüten. Erlernen kann man NFP entweder aus entsprechenden Lehrwerken oder in NFP-Kursen. Weitere Informationen hierzu findet man auf www.sensiplan-im-netz.de.

○ Sicherheit

Die Methodensicherheit liegt bei 0,4, die Anwendersicherheit bei 1,8.

Sollte in der fruchtbaren Zeit nicht auf Verkehr verzichtet werden, dann zählt logischerweise die Sicherheit der gewählten Barrieremethode (Kondom, Diaphragma etc.).

SMARTPHONE-APPS

Verhütungs-Apps sind, richtig angewendet, eine hilfreiche Unterstützung bei der symptothermalen Methode. Statt die Basaltemperatur, die Veränderungen des Zervixschleims, Muttermundbeobachtungen und eventuelle Störfaktoren auf Zyklusblättern zu notieren und selbst auszuwerten, werden diese in die App eingetragen. Mittlerweile gibt es wirklich viele dieser Apps auf dem Markt, was die richtige Auswahl sehr schwer macht. Manche dieser Applikationen werten nach gängigen NFP-Regeln (Sensiplan©) aus, andere mit eigens dafür entwickeltem Algorithmus, und wiederum andere sind reine Zyklustracking-Apps, die keinesfalls zur Verhütung geeignet sind. Vor der Wahl der richtigen App sollte man sich also dringend die Beschreibung durchlesen, um die Auswertmethode zu ermitteln!

Diese Punkte sollten bei der Auswahl einer App beachtet werden:

- In der App-Beschreibung des App-Stores sollte die Auswertmethode ausgewiesen sein und welche Daten dafür zwingend notwendig sind!

- Die App sollte sich mindestens an der symptothermalen Methode orientieren.

- Apps, die nur nach Temperatur oder Kalendertag auswerten, sind nicht zu empfehlen (außer sie gehören zu einem Zykluscomputer).

- Reine Zyklustracking- oder Perioden-Kalender-Apps sind nicht für die Verhütung gedacht.

- Jede App ist nur so gut wie ihre Anwenderin. Eine App funktioniert nur, wenn die Anwenderin sicher mit der Methode umgehen kann und weiß, wie der Zervixschleim beurteilt wird, wie die Temperatur gemessen werden sollte und welche Störfaktoren es zu berücksichtigen gilt! Sonst kommt es zu Eingabe- und somit zu Auswertungsfehlern. →

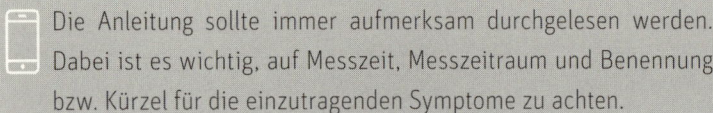 Die Anleitung sollte immer aufmerksam durchgelesen werden. Dabei ist es wichtig, auf Messzeit, Messzeitraum und Benennung bzw. Kürzel für die einzutragenden Symptome zu achten.

Apps können eine tolle Unterstützung sein, wenn man mit dem Regelwerk vertraut ist und bei der Auswahl der Applikation auf die genannten Auswahlkriterien achtet.

Zykluscomputer

Ein Zykluscomputer ist ein Luxus-Verhütungsartikel. Sicher nicht zwangsläufig notwendig, aber für viele Frauen eine enorme Erleichterung. Ich vergleiche das immer gern mit einem neuen iPhone: Brauche ich ein iPhone, um mobil erreichbar zu sein, oder würde es eigentlich auch ein altes Nokia 3210 tun? Sicher wäre ich auch mit einem alten Handy erreichbar, aber ein Smartphone erleichtert schon das Leben.

Wichtiger Unterschied: Zykluscomputer versus Messsensor
Bevor wir uns auf die verschiedenen Zykluscomputer und deren Funktionsweise und Sicherheit konzentrieren, schauen wir uns erst einmal den Unterschied zwischen einem Computer und einem Messsensor an. Meist werden diese beiden Geräte nämlich in einen Topf geworfen. Das ist zwar verständlich, da sie sich auch ähneln können, dennoch handelt es sich hier um zwei völlig verschiedene Geräte.

Sowohl Zykluscomputer als auch Messsensoren bestimmen durch verschiedene Parameter die fruchtbaren Phasen. Die meisten Geräte machen das, indem sie entweder nur die Temperatur oder aber die Kombination aus Temperatur und Veränderungen des Zervixschleims für ihren Algorithmus nutzen. Damit bestimmen sie sehr sicher die Fruchtbarkeit. Während bei Zykluscomputern wie

»Daysy« oder »myWay« die ganze Technik und der wichtige Algorithmus im Gerät integriert sind und somit autonom funktionieren, benötigen Messsensoren wie »Wink«, »Trackle« oder »Ava« eine App. Diese Sensoren sind also »nur« eine sehr präzise Form eines Thermometers, die die Basaltemperatur aufzeichnen und via Bluetooth an die dazugehörige App senden. Hier ist also nicht nur wichtig, dass der Messsensor gut funktioniert, auch die App muss einen sehr guten Algorithmus haben.

Welche Zykluscomputer gibt es?
Es gibt drei verschiedene Arten von Zykluscomputern: Computer, die ausschließlich mit der Temperatur sowie der Eingabe der Menstruationsdaten arbeiten, Geräte, die mittels Hormonbestimmung im Urin arbeiten und einen Zykluscomputer, der nach der symptothermalen Methode die fruchtbare Zeit bestimmt, also über Temperatur und auch Zervixschleim. Wichtig ist, sich vorher zu entscheiden, welche Methode einem am meisten zusagt.

Hormonmessung
Es gibt Computer, die die Fruchtbarkeit mittels Hormonmessung bestimmen, und die hormonellen Veränderungen im weiblichen Zyklus nutzen, um vorauszusagen, wann von einer Fruchtbarkeit auszugehen ist und wann nicht. Östradiol (E3) und das Luteinisierende Hormon (LH) sind die beiden Hormone, die für die Ermittlung des Eisprungs benötigt werden. Diese beiden Hormone steigen vom Beginn des Zyklus immer weiter an und erreichen während des Eisprungs ihren Höhepunkt, danach fallen sie wieder ab. Um diese Veränderungen feststellen zu können, nutzt der Computer den Morgenurin. Hierzu hält man den Teststreifen einfach in den Urinstrahl und schiebt diesen dann in das Gerät.

Hormone sind allerdings störanfällig und wenig aussagekräftig. Es gibt sehr viele Störfaktoren, die die Hormonwerte verfälschen oder beeinflussen können. Dazu gehören z. B. allgemeine Hormonschwankungen bei PCOS, PMS, Schilddrüsen- und Nebennierenerkrankungen sowie unregelmäßige Zyklen. Selbst falsche Ernährung oder Untergewicht kann einen Einfluss auf die Hormone haben. Hinzu kommen auch unerkannte Erkrankungen der Nieren und der Leber, die die Hormonausscheidung über den Urin verändern können.

⚙ Sicherheit

Genau deshalb erreicht man mit dieser Art Geräte auch nur eine Methodensicherheit von 6. Also gibt es jährlich 6 von 100 Frauen, die mit einem solchen Computer verhüten und ungewollt schwanger werden. Die tatsächliche Anwendersicherheit ist unbekannt.

Zykluscomputer mit Temperaturmethode

Zu den Zykluscomputern, die die Fruchtbarkeit anhand der Temperaturmethode bestimmen, gehört zum Beispiel der »Daysy«. Daysy stammt aus einer ganzen Dynastie von bewährten Zykluscomputern, denn die Hersteller liefern der Frauenwelt schon seit 30 Jahren tolle Geräte. Neben »Daysy« gibt es vom gleichen Hersteller auch noch den »LadyComp« oder den »Pearly«. Von ihrem Algorithmus her sind »Daysy«, »Pearly« und »LadyComp« identisch und somit auch alle gleich sicher. Allerdings unterscheidet sich »Daysy« etwas von den beiden anderen, da sie weder ein Display noch eine Temperaturanzeige hat, sondern ein Ampelsystem!

Die Anwendung von »Daysy« ist so einfach wie ihr Ampelsystem. Alles was »Daysy« verlangt, ist, dass man jeden Morgen, sobald man wach ist, also noch im Bett liegend, die Temperatur misst. Hierfür zieht man einfach die kleine Kappe von »Daysy« ab und misst mit dem Temperatursensor die Basaltemperatur unter der Zunge. Dieser Sensor ist speziell für diese Funktion entwickelt worden und somit sehr schnell und sehr genau. Nach 60 Sekunden signalisiert

»Daysy« mit einem Summen, dass die Messung beendet ist. Sie können dann sofort sehen, ob die Ampel grün, gelb oder rot leuchtet. Falls man noch genauere Einblicke in die Zykluskurve haben möchte, kann man diese über eine App verfolgen. Die App ist aber nur ein Zusatz und hat keinen Einfluss auf den Algorithmus des Gerätes.

○ Sicherheit

Die Methodensicherheit von »Daysy«, »Pearly« und »Ladycomp« lag in den letzten 30 Jahren aufgrund des gleichen Algorithmus bei allen drei Geräten bei 0,8. Die Anwendersicherheit liegt bei »Daysy« bei 1,3. Bei den anderen Geräten gibt es dazu aktuell keine Angaben, aber ich gehe mal davon aus, dass sich auch diese Zahlen ähneln werden.

Zykluscomputer mit symptothermaler Methode

Der einzige mir bekannte Zykluscomputer, der mit der symptothermalen Methode arbeitet, ist der »cyclotest myWay«. Das bedeutet, um einen Zyklus richtig auszuwerten, benötigt das Gerät die tägliche Messung der Basaltemperatur, die Beschaffenheit des Zervixschleims und die Eingabe der Menstruationsdaten. Anhand dieser Parameter bestimmt der Computer die fruchtbaren Tage im Zyklus. Zusätzlich zu diesen Angaben ist der »myWay« darauf angewiesen, dass auch mögliche Störfaktoren zuverlässig angegeben werden. Alle anderen freiwilligen Angaben, die getätigt werden können, wie z. B. Muttermundbeschaffenheit, Mittelschmerz und Co., fließen nicht in die Auswertung mit ein, sondern dienen nur der eigenen Dokumentation.

Im Gegensatz zu »Daysy« hat der »myWay« ein Display mit einem Touchscreen. Auf dem kleinen Bildschirm kann man Einsicht auf die Zykluskurve nehmen und tagesaktuell die Fruchtbarkeit sehen.

⚙ Sicherheit

Leider gibt es zu diesem Gerät noch keine Studien zur Methoden- und Anwendersicherheit. Auch vom Pearl-Index, der vom Hersteller bis vor Kurzem noch angegeben wurde, hat man sich mittlerweile distanziert, da dieser zu ungenau ist. Aktuell kann also keine genaue Aussage zur Sicherheit getroffen werden.

Barrieremethoden

Unter Barrieremethoden versteht man Verhütungsmöglichkeiten, die den Spermien durch eine Barriere den Weg zur Eizelle versperren. Der Vorteil hierbei ist, dass man sie nur bei Bedarf verwenden muss.

Das Kondom

Das Kondom, der Klassiker. Seit einer Ewigkeit in allen erdenklichen Variationen auf dem Markt und trotzdem leider so oft verschmäht und/oder falsch angewendet. Kondome bestehen meist aus einer hauchdünnen und reißfesten Latexhaut, die der Mann vor dem Vergnügen über dem steifen Glied abrollt. Richtig angewendet ist es sehr sicher und außerdem (neben dem Femidom, dem »Frauenkondom«) das einzige Verhütungsmittel, das vor sexuell übertragbaren Krankheiten schützt!

Das Kondom gibt es in unendlich vielen Varianten. Mit Noppen, in verschiedenen Farben, im Dunkeln leuchtend, in verschiedenen Geschmacksrichtungen und, was viel wichtiger ist, in verschiedenen Größen!

Leider greifen auch heute noch die meisten zur Einheitsgröße und liegen dabei oft falsch. Die richtige Größe des Kondoms ist neben der korrekten Anwendung der wichtigste Faktor bezüglich der Sicherheit. Ein zu kleines, zu großes oder falsch abgerolltes Kondom ist nicht sicher. Es kann reißen oder auch verrutschen. Dabei lässt sich die richtige Größe ganz leicht ermitteln!

Ich weiß nicht genau, ob wir Frauen uns grundsätzlich mit den Größenangaben auf Kondomverpackungen beschäftigen. Wahrscheinlich nicht, denn eigentlich ist das ja auch eher Männersache. Allerdings haben wir es mit der Wahl der richtigen Größe wohl auch nicht so, denn angeblich tragen 80 Prozent der Frauen die falsche BH-Größe. Kein Wunder also, dass Männer bei der Größe von Kondomen auch mal danebenliegen können.

Allerdings sind Größenangaben teilweise aber auch wirklich sehr verwirrend. Mal abgesehen davon, dass es 1000 verschiedene Hersteller, Geschmacksrichtungen, Beschichtungen und Bezeichnungen gibt, fehlen einfach einheitliche Größen. Nicht einmal die»Standardgröße« ist überall gleich. Wenn früher das Standardmaß 52 mm war, gibt es heute auch Kondome, die mit 53 oder 54 mm als Standardgröße bezeichnet werden. Noch verwirrender ist aber die eigentlich wichtigste Größenangabe, nach der das Kondom im Idealfall ausgewählt werden sollte: die nominale Breite. Sie ist tatsächlich die Maßeinheit für Kondome. Allerdings weiß keiner so genau, was die Millimeterangaben von 47 bis 69 mm eigentlich zu bedeuten haben. Genau deshalb wird so oft einfach zum Standard gegriffen oder auf gut Glück gekauft. Bei der nominalen Breite handelt es sich nicht etwa um die Angabe des Durchmessers, wie viele vermuten, sondern tatsächlich um die Breite des Kondoms, wenn man es flach hinlegt. Da man einen Penis aber schlecht flach hinlegen und messen kann, ist diese Größenangabe für viele Männer nicht wirklich hilfreich.

Um trotzdem die richtige Kondomgröße zu bestimmen, gibt es eine hilfreiche Formel: Penisumfang in mm : 2 = nominale Größe (zumindest in etwa).

Mittlerweile gibt es glücklicherweise Unternehmen und Initiativen, die dieser anhaltenden Verwirrung ein Ende bereiten wollen. Beispielsweise hat ProFamilia eine «Initiative für mehr Verhütungssicherheit unter Jugendlichen mit Kondomen« gestartet, bei der es um die einfachere Bestimmung der richtigen Kondomgröße geht. Um auch noch das Problem der Bestimmung der richtigen Größe zu lösen, gibt es mittlerweile auch Messtools von verschiedenen Anbietern, um das richtige Kondom zu finden.

Zum einen gibt es ein spezielles Metermaß, das nicht in Millimetern misst, sondern gleich in nominaler Breite. Diese nützliche Erfindung kann man sich auch ganz einfach aus dem Netz runterladen, ausdrucken und ausschneiden.

Außerdem gibt es eine Art Schieblehre zur Ermittlung der richtigen Größe. Diese findet man in diversen Onlineshops oder auch in ausgewählten Apotheken.

Das Kondom ist das Verhütungsmittel, das sich am meisten in der potenziellen Methodensicherheit und der Anwendersicherheit unterscheidet. Das liegt meiner Meinung nach daran, dass es einfach zu oft zu Anwendungsfehlern kommt. Diese Fehler sind immer ein Risiko und verschlechtern die Sicherheit immens.

Kondom zu eng

Das Kondom ist zu eng, wenn man Kraft aufwenden muss, um das aufgerollte Kondom über die Eichel zu rollen. Wenn man zudem das Gefühl hat, die Partnerin/den Partner nicht richtig zu spüren, dann liegt das an der eingeschränkten Durchblutung des Penis durch die falsche Kondomgröße.

Kondom zu groß

Ein zu großes Kondom liegt nicht gut an, rutscht beim Sex hin und her und bildet Falten. Man fühlt sich nicht sicher und verliert das Kondom möglicherweise sogar während des Aktes in der Partne-

⚙ HINWEISE ZUR SICHERHEIT BEIM KONDOM ⚙

Ablaufdatum: Kondome sollte man nicht mit Nahrungsmitteln verwechseln! Das Verfallsdatum auf der Packung eines Kondoms ist ernst zu nehmen! Während man bei Lebensmitteln von einem »Mindesthaltbarkeitsdatum« spricht und man ruhig noch ein Auge zudrücken kann, sollte man bei Kondomen genau auf das Datum achten.

Beschädigte Kondome: Kondome, die in Hosentaschen, Geldbörsen oder auch im Handschuhfach lange rumgelegen haben, müssen vor der Verwendung dringend kontrolliert werden. War es während der »Lagerung« zu warm, zu kalt oder ist das Kondom vielleicht mit scharfen, kantigen Gegenständen in Berührung gekommen, kann es beschädigt sein! Auch dann ist es nicht mehr sicher!

Die Verwendung von Öl: Auf Öl basierende Gleitmittel oder auch gängige Massageöle inklusive Babyöl oder Vaseline machen Latex porös! Die Folge: Die Kondome sind undicht, verhüten nicht mehr oder reißen komplett.

Falsches Abrollen: Wird das Hütchen (Reservoir) beim Abrollen nicht an der Spitze zusammengedrückt und festgehalten, bis das gesamte Kondom vollständig abgerollt ist, kann Luft eingeschlossen werden. Auch das führt dazu, dass es sehr schnell zu Pannen kommt.

Zwei Kondome übereinander: Der Irrglaube, dass zwei Kondome noch besser verhüten als »nur« eins, hält sich leider immer noch hartnäckig. Ganz getreu dem Motto »Doppelt hält besser!«, gibt es mehr als genug Männer, die auf Nummer sicher gehen wollen und gleich zwei Präservative überziehen. Leider erreichen sie damit genau das Gegenteil! Zwei Kondome übereinander führen zu Reibung und schlussendlich dazu, dass sie schneller reißen.

rin/dem Partner. Auch wenn das Kondom nicht komplett abrutscht, reicht schon das Hin- und Herrutschen, dass bereits ausgetretener Samen im Bereich des Penisschafts austreten kann.

Die meisten Kondompannen passieren tatsächlich aufgrund der falschen Größe. Doch es gibt noch weitere Risikofaktoren, wenn man bei der Anwendung nicht alles beachtet. Die gängigsten Fehler möchte ich hier nicht unerwähnt lassen!

◌ Sicherheit

Wie bereits erwähnt, kommt es beim Kondom immer auf die richtige Anwendung an. Hier liegt die Methodensicherheit bei 2 und die Anwendersicherheit nur bei 18.

Das Diaphragma

Das Diaphragma ist ein Mittel zur Empfängnisverhütung für die Frau, das ohne Hormone auskommt. Es gehört zu den Barrieremethoden und verhindert, dass Samenzellen und Eizelle aufeinandertreffen. Um das zu erreichen, bietet das Diaphragma zwei kombinierte Wirkmechanismen: Zum einen wird es direkt vor dem Muttermund platziert, sodass Spermien diesen nur sehr schwer erreichen können. Und falls doch ein paar starke Schwimmer zu nah an ihr Ziel kommen, folgt die zweite Hürde: ein spermienhemmendes Gel. Diese Kombination macht den Muttermund für Spermien unzugänglich. Auf den ersten Blick sieht es ein bisschen aus wie ein großes, nicht ausgerolltes Kondom. Ein Diaphragma ist also eine kleine Silikonkuppel mit einem ebenfalls mit Silikon ummantelten Ring aus härterem Material wie z. B. Kunststoff oder Stahl. Das sorgt zum einen dafür, dass es seine runde Form behält, und zum anderen, dass es nicht verrutscht. Für alle die, wie ich, früher *Sex and the City* geschaut haben: Das Diaphragma ist das nette Teilchen, mit dem Carry verhütet. In der zweiten Staffel hatte sie Probleme, es wieder herauszubekommen, und musste am Ende Samantha zu Hilfe holen. Wer es nicht gesehen hat: Sie haben es geschafft.

Wie genau funktioniert es?

Das Diaphragma wird vor dem Geschlechtsverkehr eingeführt. Das passiert maximal zwei Stunden vorher oder direkt davor. Hierzu wird zuerst ein spermienhemmendes Gel (Spermiostatika) oder eine spermienabtötende Creme (Spermizid) auf die Innenseite des Diaphragmas aufgetragen. Anschließend wird es eingeführt und platziert. Platziert bedeutet: Es muss den Muttermund umschließen, darf nicht wackeln oder drücken und sollte weder für die Frau noch für den Mann spürbar bzw. störend sein. Befindet sich das Diaphragma an der richtigen Stelle, bildet die kleine Silikonkuppel an sich schon eine Barriere, eine schwer zu überwindende Mauer für die Spermien. Da es aber kein Vakuum bildet und den Muttermund nicht zu 100 Prozent komplett isoliert, ist der fast noch wichtigere Aspekt das spermienhemmende Gel bzw. die spermienabtötende Creme. Dieses wurde vor dem Einführen bereits auf die Innenseite des Diaphragmas aufgetragen. Somit befindet sich der Muttermund in einer Art kleinen Badewanne aus Gel. Sollte jetzt eine Samenzelle die erste Mauer doch überwunden haben, landet es im Gel. Dieses Gel macht den Spermien das Leben gleich doppelt schwer. Denn erstens lässt es sich in Gel, also dickflüssiger Konsistenz, nicht gut schwimmen, und zweitens hat es einen hohen Säureanteil, was Spermien überhaupt nicht mögen. Das hemmt ihre Beweglichkeit, so kommen sie nicht mehr voran, und nach ein paar Stunden geben sie vor Erschöpfung einfach auf. Nach dem Geschlechtsverkehr muss das Diaphragma noch mindestens acht Stunden an Ort und Stelle bleiben, um sicherzugehen, dass auch wirklich keine Samenzelle mehr genug Kraft hat, zum Ziel zu gelangen. Nach den acht Stunden besteht keine Gefahr mehr. Spätestens 24 Stunden nach dem Sex muss das Diaphragma entfernt werden.

Was muss man beachten? Wann nutzt man es?

Ein Diaphragma ist ein Verhütungsmittel, das ein hohes Maß an Eigenverantwortung voraussetzt. Möchte man das Diaphragma als alleinige Verhütungsmethode verwenden, muss es ausnahmslos bei jedem Verkehr und immer mit Gel benutzt werden.

Eine weitere Möglichkeit ist, das Diaphragma als Zusatz zu einer Zeitwahlmethode wie der symptothermalen Methode (NFP nach Sensiplan oder Zykluscomputer) zu verwenden. In diesem Fall wird das Diaphragma nur während der fruchtbaren Tage genutzt. Allerdings setzt das voraus, dass diese auch sicher bestimmt werden können. Schätzen, raten, hoffen oder unzulängliche Menstruations-Apps sind keine zuverlässigen Zeitangaben für die Nutzung oder Nichtnutzung eines Diaphragmas!

Mehrfachverkehr

Das Diaphragma darf, wie bereits erwähnt, frühestens acht Stunden nach dem Geschlechtsverkehr entfernt werden. Möchte man ein zweites oder drittes Mal Spaß haben, während das Diaphragma noch eingesetzt ist, muss entweder zusätzlich ein Kondom verwendet oder noch mal Gel mittels Applikator tief in die Scheide gegeben werden.

Auf keinen Fall – niemals! – darf man einfach das Diaphragma herausholen, abwaschen, Gel auftragen und wieder einführen. In dieser Zeit haben die Spermien nämlich jede Gelegenheit, um doch zum Muttermund zu gelangen. Bei Mehrfachverkehr lässt man also das Diaphragma an seinem Platz und gibt zusätzlich Gel nach.

Die richtige Größe

Ab und zu spielt die Größe eben doch eine Rolle. Beim Diaphragma sogar eine sehr wichtige! Ist es zu groß oder zu klein, besteht die Gefahr, dass es nicht richtig sitzt, den Muttermund nicht korrekt umschließt oder hin und her schwimmt. Das alles gibt den Samenzellen die Chance, daran vorbeizukommen, und auch das Gel bleibt so nicht an Ort und Stelle. Zudem kann ein zu großes Diaphragma auch unangenehm drücken. Im besten Fall lässt man sich das Diaphragma von einem Gynäkologen oder einer Hebamme anpassen und den richtigen Sitz überprüfen. So besteht keine Gefahr, dass doch was schiefgeht.

WELCHE DIAPHRAGMA-GRÖSSEN GIBT ES?

Aktuell gibt es ein Diaphragma in einer Einheitsgröße, das »Caya Diaphragma«. Diese Größe passt ca. 75 Prozent aller Frauen. Gehört man aber zu den anderen 25 Prozent, dann gibt es das »Milex Diaphragma«. Es ist in etlichen Größen erhältlich, angefangen bei 60 mm in 5-mm-Schritten bis zu 95 mm Durchmesser. Da sollte tatsächlich für jede Frau das passende dabei sein.

Richtig einsetzen und nachfühlen

Die wichtigste Voraussetzung, um ein Diaphragma richtig zu verwenden, ist – neben der Größe – das korrekte Einsetzen durch die Anwenderin. Hat man sich aber bisher noch nie mit seinem eigenen Körper beschäftigt und z. B. noch nie den Muttermund ertastet, kann das anfangs ein bisschen schwierig werden. Auch hier gilt: Die Gynäkologin oder Hebamme zurate ziehen! Diese bieten meist auch einen kleinen »Unterricht« an. In vielen Fällen geht das auch mit der Anpassung beim Gynäkologen einher. Dort wird Frau dann genau erklärt, wie es eingeführt werden und sitzen muss. Nach dem Einsetzen sollte man immer noch einmal nachfühlen, ob der Muttermund auch vollständig umschlossen ist. Die ersten Versuche können durchaus noch ein bisschen ungewohnt und seltsam sein, aber das legt sich schnell. Übung macht ja bekanntlich den Meister. Wer auf Nummer sicher gehen will, verwendet die ersten Male noch zusätzlich ein Kondom. Mit der Zeit kommt dann aber auch die Sicherheit.

Caya Diaphragma
- Einheitsgröße
- anatomische Form (75 mm x 67 mm)
- Material: Silikon
- Kunststofffeder und Griffnoppen am Rand
- Griffmulde zum besseren Entfernen
- mind. zwei Jahre haltbar

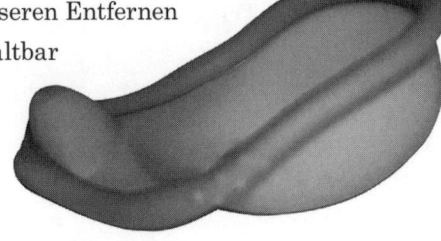

Milex Diaphragma
- erhältlich in Größen von 60–95 mm Ø
- runde Form
- Material: Silikon
- Stahlfeder
- mind. zwei Jahre haltbar

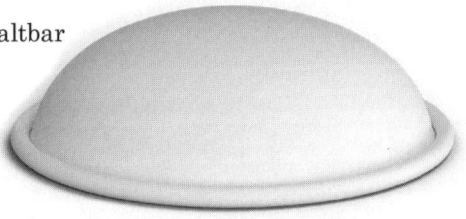

Wo kann ich mich beraten lassen?

Diese Frage lässt sich wirklich nicht so einfach beantworten. Leider werden kassenärztliche Gynäkologen für ausführliche Beratungen nicht bezahlt und deshalb bieten es viele auch nicht an. Das gilt auch für das Anpassen. Am besten fragt man also beim Gynäkologen seines Vertrauens einfach mal nach. Sollte es in der Praxis nicht angeboten werden, kann man sich auch an ProFamilia oder ein Frauen- und Mädchen-Gesundheitszentrum wenden. Auch einige Hebammen sind auf dem Gebiet sehr fit und können helfen.

⚙ Sicherheit

Das Diaphragma ist nur so gut wie seine Anwenderin. Das sieht man auch an den sich sehr unterscheidenden Methoden- und Anwendersicherheiten. Die Methodensicherheit liegt bei 6, die Anwendersicherheit bei 12. Die sichere Verwendung eines Diaphragmas setzt Folgendes voraus:

1. Es hat die passende Größe (im besten Fall von einem Gynäkologen oder einer Fachkraft angepasst und überprüft).
2. Frau weiß, wie es richtig eingesetzt und platziert wird.
3. Das Diaphragma ist vor dem ersten Eindringen des Penis richtig platziert.
4. Es bleibt die vollen acht Stunden nach dem Geschlechtsverkehr an Ort und Stelle.
5. Das spermienhemmende Gel oder die spermienabtötende Creme wurde verwendet.

Davon ausgehend, dass Frau diese Punkte bei der Anwendung beherzigt und weiß, was sie tut, ist das Diaphragma sehr sicher.

Verhütung mit Kupfer

Leider genießen Intra-Uterin-Pessare (kurz: IUP) bis heute nicht den besten Ruf. Die Entwicklung, die sie in den letzten Jahren vollzogen haben, ist weder bei jeder Frau noch bei jedem Gynäkologen angekommen. Deshalb möchte ich zuerst mit den gängigsten Unwahrheiten aufräumen:

1. drohende Unfruchtbarkeit
2. hohes Risiko für Gebärmutterentzündungen
3. stärkere Menstruation
4. nicht geeignet für junge Mädchen oder Frauen, die noch nicht geboren haben

Diese Befürchtungen sind unnötig und überholt. Früher, als es Spiralen nur in einer Einheitsgröße gab und man noch nicht über Ultraschallgeräte zum genauen Ausmessen verfügte, waren diese Ängste berechtigt. Heute jedoch definitiv nicht mehr! Aktuell gibt es etwa neun verschiedene Formen der Kupferspirale in jeweils mehreren Größen. Davon sind nur drei Modelle für Frauen gedacht, die schon Kinder geboren haben. Die restlichen sechs sind problemlos auch bei jungen Frauen ohne Kinder einsetzbar. Neben der klassischen T-Form mit geraden »Armen« gibt es sie beispielsweise auch in Regenschirmform, als Kupferkette oder auch als Kupferball. Es lässt sich also so gut wie für jede Frau die richtige Größe und Form finden.

Kupferionen verhindern die Befruchtung
In der Wirkweise sind sie alle gleich. Im Gegenteil zu früher, wo eine Spirale hauptsächlich wirkte, weil sie so groß war, dass sie den Spermien einfach den Weg versperrte, wirken die neueren Modelle hauptsächlich durch die Kupferionen. Diese töten die Spermien ab und verhindern somit eine Befruchtung.

Richtige Form und Größe
Jeder Uterus ist verschieden. Es gibt die verschiedensten Formen und Größen von diesem wichtigen weiblichen Organ. Tatsächlich sieht die Gebärmutter bei jeder Frau komplett anders aus. Form und Größe verändern sich auch noch im Laufe des Lebens. Deshalb ist es bei der Verhütung mit Intra-Uterin-Pessaren mit Abstand das Wichtigste, die passende Spirale (oder auch Kette oder Ball) zum jeweiligen Uterus zu finden. Ist die Kupferspirale zu klein, zu groß oder falsch geformt, führt das zu diversen Problemen. Zum Beispiel können Kupferspiralen verrutschen, starke Schmerzen hervorrufen oder zu Entzündungen führen, wenn sie nicht richtig passen. Auch ein Kupferball in der falschen Gebärmutter schmerzt.

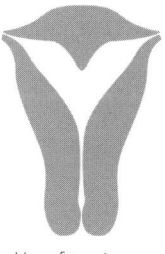
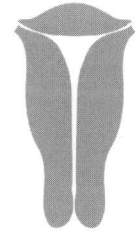
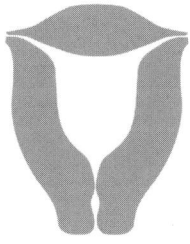

Herzförmige
Gebärmutter

Schmale bzw.
enge Gebärmutter

Breite bzw.
weite Gebärmutter

Es gibt also nicht die eine Kupfervariante, die jeder Frau passt! Damit eine Kupferspirale (oder Kette/Ball) richtig gelegt werden kann, muss vorher die richtige Passform und Größe ermittelt werden. Tatsächlich gibt es so gut wie keine Frau, für die es nicht auch das geeignete Intra-Uterin-Pessar gibt. Die leider häufig getätigte Aussage einiger Gynäkologen, dass Frauen, die noch keine Kinder bekommen haben, keine Kupferspirale gelegt werden kann, ist definitiv falsch! Leider sind es oft genau die gleichen Ärzte, die diesen Frauen im nächsten Satz eine Hormonspirale empfehlen. Tatsächlich sind Hormonspiralen, wie z. B. die »Jaydess«, viel größer als die kleinen Modelle der kupfernen.

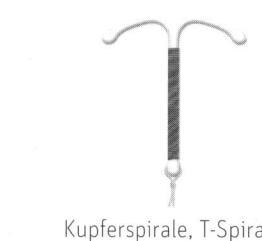
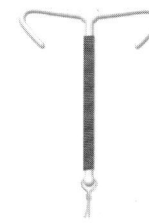

Kupferspirale, T-Spirale
in Regenschirmform

Kupferspirale, Flexi-T mit
dünneren Armen und Ellenbogen

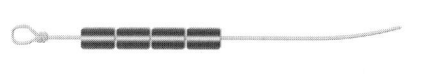
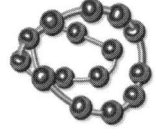

Kupferkette

Kupferball

WICHTIGE INFO FÜR POST-PILL-KUPFERSPIRALEN

Wurde die Pille bereits in sehr jungem Alter während der Pubertät eingenommen, kann es tatsächlich sein, dass der Uterus in den ersten Monaten nach dem Absetzen zu klein ist! Man spricht hier von einem präpubertären Uterus (→ Seite 84), weil er sich ab der Einnahme der Pille in der Pubertät nicht weiterentwickelt hat. Nach Absetzen der oralen Kontrazeptiva wächst dieses tolle Organ aber wieder. Es dauert sechs bis zwölf Monate, bis der Uterus seine richtige Größe erreicht hat und dann auch eine Kupferspirale gelegt werden kann! Selbst wenn die Gebärmutter direkt nach dem Absetzen schon »groß genug« ist, um problemlos eine Spirale zu legen, ist es dennoch ratsam, die besagten sechs Monate zu warten. Es kann nämlich sein, dass sich Größe und Form des Uterus nach dem Absetzen noch verändern und die Kupferspirale dann nicht mehr richtig sitzt!

Wie wird die richtige Größe bestimmt?

Eines erst mal vorab: Das Legen der verschiedenen Kupfervarianten ist kein Teil der fachärztlichen Ausbildung! Das bedeutet, die Gynäkologen müssen sich das Wissen bzw. das Können in Weiterbildungen selbst aneignen und Erfahrungen sammeln. Das ist auch der Grund, warum nicht automatisch jeder Gynäkologe alle Varianten im Repertoire hat.

Die erste Voraussetzung sollte also erst einmal sein, dass der Gynäkologe verschiedene Hersteller, Größen und Formen der Intra-Uterin-Pessare inklusive Kupferkette und Kupferball kennt und Erfahrungen mit dem Legen derselbigen hat. Kennt er nur zwei Formen in drei Größen, ist die Chance größer, dass nicht für jede Frau die richtige dabei ist.

Sind Wissen und Erfahrung gegeben, geht es um das richtige Ausmessen des Uterus! Tatsächlich gibt es zu diesem Punkt nämlich keine Vorschriften. Theoretisch könnte ein Arzt also eine Spirale setzen, ohne sich den Uterus auch nur einmal im Ultraschall angesehen zu haben. Die einzigen Vorschriften, die es zum Einsetzen von IUPs gibt, sind der Ausschluss von Bakterien in der Scheide, um das Infektionsrisiko zu minimieren, der Ausschluss von Geschlechtskrankheiten und im besten Fall noch ein Krebsabstrich vorab. Von Ausmessen und Ultraschall ist hier keine Rede. Ich persönlich würde also die Flucht ergreifen, wenn mir ein Arzt ohne vorherigen Ultraschall irgendetwas einsetzen möchte. Wie wird also richtig gemessen?

Vertikale Messung: Gemessen wird der Uterus einmal vertikal, also von oben nach unten. Genauer gesagt vom Fundus, dem »Dach« der Gebärmutter, bis zum Übergang der Zervix (Muttermund). Diese Messung ist wichtig, weil die Spirale nicht in den Muttermund hineinragen darf. Das führt zu starken Schmerzen und birgt auch ein erhöhtes Risiko für Infektionen. Es kommt also nicht nur auf die Breite, sondern auch auf die Länge der Spirale an.

Horizontale Messung: Anschließend wird auch noch die Breite gemessen. Hierzu ist der Abstand vom einen Eileiterabgang zum anderen Eileiterabgang ausschlaggebend. Diese Messung ist notwendig für die Wahl der Form und Breite der »Arme« der Spirale. Bei der einen Frau passt vielleicht eine gerade T-Form am besten, bei der anderen eher die gebogene Regenschirmform.

Form und Beschaffenheit spielen auch eine Rolle: Während der Messung wird auch nach Form und Beschaffenheit der Gebärmutter gesehen. Welche Form hat sie? Gibt es vielleicht Unebenheiten oder Myome? Wie dick ist der Fundus? Tatsächlich gibt es Frauen mit einem z. B. herzförmigen Uterus. Eine normale gerade Spirale würde in so einem Fall absolut nicht passen. Bei vielen Frauen ist nach

CHECKLISTE – WORAUF SOLLTE MAN VOR DEM EINSETZEN EINES IUPS ACHTEN?

1 Man sollte sich schon im ersten Beratungsgespräch beim Gynäkologen danach erkundigen, wie viele Erfahrungen mit Kupferspiralen, -ketten und -bällen bestehen. Man sollte auch erfragen, wie viele verschiedene Größen, Hersteller und Formen er kennt und legt.

2 Auf die richtige Untersuchung achten. Wenn man weiß, wie die Gebärmutter im besten Fall ausgemessen wird (und das weiß man spätestens nach dem Lesen dieses Buches), sollte man darauf achten, dass das auch so erfolgt. Man kann sich von seinem Gynäkologen während der Untersuchung erklären lassen, wie und was er gerade ausmisst.

3 Im Zweifel sollte man sich eine zweite Meinung holen! Da man sich frei entscheiden kann, von wem man sich behandeln lassen möchte, sollte man sich nach einer anderen Praxis umschauen, wenn man sich nicht gut behandelt oder unwohl fühlt. Das Gleiche gilt für den Fall, dass laut Gynäkologen eine Kupferspirale oder auch Kupferkette oder Kupferball angeblich nicht möglich ist und deshalb eher eine Hormonspirale empfohlen wird.

4 Wenn man direkt nach dem Absetzen der Pille oder sogar noch während der Einnahme eine Kupfervariante haben möchte, sollte man sich noch mal durch den Kopf gehen lassen, ob es nicht sinnvoller wäre, noch ein bisschen zu warten. Man sollte auch noch einmal mit dem Arzt darüber sprechen. Schließlich wäre es sehr ärgerlich, wenn sich die Gebärmutter tatsächlich noch verändert und man die teure Spirale nach sechs bis zwölf Monaten austauschen lassen muss.

dem Absetzen der Pille der Fundus zu dünn. Das ist aber nur dann ein Nachteil, wenn man mit der Kupferkette liebäugelt, da diese im »Dach« der Gebärmutter (Fundus) verankert wird. Im Falle von Myomen passen viele Spiralen wiederum nicht, weil sie mit ihrem festen Rahmen zu sehr drücken würden. Eine Kupferkette hingegen kann sich um diese kleinen »Beulchen« herumschlängeln. All das wird man aber nur sehen, wenn die Gebärmutter richtig begutachtet wird. Da sich die Gegebenheiten des Uterus auch während eines Zyklus ändern können, ist es definitiv von Vorteil, zweimal in verschiedenen Zyklusphasen messen zu lassen. Nur so kann man absolut sichergehen, dass die gewählte Spirale auch in jeder Zyklusphase perfekt passt.

Special Topic Kupfer
Kupfer im Übermaß schadet. Kupferspiralen, Kupferketten und Kupferbälle geben zwar nur sehr wenig Kupfer ab, dennoch kann das je nach Entgiftungsleistung, gesundheitlichem Zustand und auch in Kombination mit der Ernährung und äußerlichen Einwirkungen zu viel sein. Ein Kupferüberschuss kann zu vielen verschiedenen Symptomen und Ungleichgewichten im Zink- und Eisenhaushalt führen. Hat man also ein Kupfer-IUP und folgende Symptome ohne erkennbare Ursache, sollte man seinen Kupferhaushalt im Blick haben!

Akute Kupfervergiftung
Übelkeit, Magenschmerzen, Erbrechen, Darmkoliken oder Durchfall, neurologische Ausfallerscheinungen (Zittern, Spannung) und psychische Beschwerden

Kupferüberschuss
Übelkeit, Verdauungsbeschwerden, Stimmungsschwankungen, Depressionen, PMS, Zinkmangel, plötzliche Schilddrüsenprobleme, Hautprobleme (Akne), Haarausfall, hormonelle Schwankungen

SCHLUSSWORT

Als Margaret Sanger vor 57 Jahren mit der Markteinführung der Antibabypille in den Staaten ihr Lebenswerk vollbrachte, hatte sie nur Gutes im Sinn. Ihr ganzes Leben lang hatte sie für Frauenrechte, Frauengesundheit und zuverlässige Verhütung gekämpft. Sie wollte helfen, etwas verbessern, und sie war überzeugt, dass sie all das auch erreichen würde. Margaret ahnte damals sicher nicht, dass ihre Erfindung über mehrere Jahrzehnte zu Beschwerden, gesundheitlichen Beeinträchtigungen führen würde und bei manchen Frauen sogar zum Tod. Was würde sie wohl davon halten, wenn sie heute noch am Leben wäre?

Die eigentlichen Fragen sind doch: Sind wir in der heutigen Zeit noch auf die hormonelle Verhütung angewiesen, um uns sicher vor einer Schwangerschaft zu schützen? Sind wir nach wie vor gezwungen, Nebenwirkungen zu ertragen, um unserer Fruchtbarkeit nicht wehrlos ausgeliefert zu sein? Gibt es nicht doch sichere Alternativen ohne den Einfluss synthetischer Hormone? Ist die Zeit der Pille nicht langsam vorbei?

Ich bin mir sicher, dass Margaret Sanger heutzutage eher dafür kämpfen würde, dass der natürlichen, hormonfreien Verhütung der Platz zukommt, den sie verdient, nämlich ganz vorn.

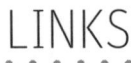

LINKS

www.generation-pille.com
www.profamilia.de
www.verhueten-gynefix.de
www.kupferperlenball.de

www.nfp-online.com
www.Sensiplan-im-netz.de
www.netzwerk-frauengesundheit.com
www.mfm-programm.de

DANKSAGUNG

Als ich mit dem Schreiben dieses Buches begonnen habe, rechnete ich nicht im Geringsten damit, wie viele tolle Menschen sich daran beteiligen würden. Ohne die Interviews und langen intensiven Gespräche, die ich mit einigen Medizinern, Lehrern und auch vielen Betroffenen führen durfte, wäre dieses Buch nicht möglich gewesen. Da ich versprochen habe, ihre Anonymität zu wahren, kann ich nicht allen namentlich danken. Deshalb bedanke ich mich von ganzem Herzen bei allen Gynäkologen und Gynäkologinnen, Lehrern und Lehrerinnen und vor allem bei den Damen, die mir ihre persönlichen Geschichten zur Verfügung gestellt haben.

BUCHEMPFEHLUNGEN

Briden, Lara: »Period Repair Manual: Natural Treatment for Better Hormones and Better Periods«, Leipzig 2017

Brogan, Kelly; Loberg, Kristin: »Die Wahrheit über weibliche Depression: Warum sie nicht im Kopf entsteht und ohne Medikamente heilbar ist«, Weinheim 2016

Kleen, Heike: »Das Tage-Buch: Die Menstruation – alles über ein unterschätztes Phänomen«, München 2017

Morelli, Isabel: »ByeBye Pille – In 4 Schritten zurück zur Balance«, Obertshausen 2018

Raith-Paula, Dr. Elisabeth: »Was ist los in meinem Körper: Alles über Zyklus, Tage, Fruchtbarkeit«, München 2008

Struck, Dr. Dorothee: »Verhüten ohne Hormone: Alternativen zu Pille & Co.«, Wiggensbach 2015

Vitti, Alisa: »WomanCode: Perfect Your Cycle, Amplify Your Fertility, Supercharge Your Sex Drive, and Become a Power Source«, New York 2013

ENDNOTEN

●●●●●●●●●●

1 M. Sanger: »My fight for birth control«, 1932, S. 148

2 ebd., S. 150

3 M. Ross (Actor), M. Collins (III) (Director), R. Collins (Director): »American Experience – The Pill« (VHS), 2003

4 ebd.

5 ebd.

6 ebd.

7 ebd.

8 ebd.

9 B. Seaman: »The Doctors' Case Against the Pill«, Inhaltsverzeichnis, 1969/1995, S. V

10 M. Ross (Actor), M. Collins (III) (Director), R. Collins (Director): »American Experience – The Pill« (VHS), 2003

11 ebd.

12 Stern: »Eine Pille reguliert die Fruchtbarkeit«, Heft Nr. 26/1961, S. 54

13 ebd.

14 ebd., S. 57

15 Strafgesetzbuch für das deutsche Reich: § 184 »Verbreitung unzüchtiger Schriften«, Bayerische Staatsbibliothek, digital

16 F. Wolf, E. Wolf (Hrsg.), K. Hammer (Hrsg.): »Cyankali – eine Dokumentation«, 1. Aufl. 1978, S. 83

17 Statistisches Reichsamt, 1939, Juli-Heft, 19. Jahrgang, Nr.13

18 B. Keldenich: »Die Geschichte der Antibabypille von 1960 bis 2000«, 2002, S. 91

19 Stern: »Eine Pille reguliert die Fruchtbarkeit«, 26/1961, S. 57

20 BILD-Zeitung: »Starb Frau durch Anti-Baby-Pillen?«, 180/1962, S. 1 und 8

21 Die Zeit: »Trennung von Lust und Last«, 29/1986

22 ebd.

23 DER SPIEGEL: »Das Unbehagen an der Pille«, 6/1977, Seite 38–49

24 ebd.

25 ebd.

26 EMMA: »Die Mütter der Pille«, Winter-Heft 2011, S. 47

27 EMMA: »Die Pille - Meine ungeliebte Freundin«, 7/1991, S. 16

28 EMMA: »Die Mütter der Pille«, Winter-Heft 2011, S. 47

29 J. Blech: »Die Krankheitserfinder: Wie wir zu Patienten gemacht werden«, 3. Aufl., 2014, S. 133

30 Verbraucherzentrale Hamburg, ÄRZTE-CHECK »Frauenärzte: Schlecht beraten in Sachen Verhütung«, Bericht, 20.07.2016

31 ebd.

32 ebd.

33 Arte TV, »50 Jahre Pille: Karriere ohne Knick – Dokumentation Deutschland/USA 2010«, ausgestrahlt am 22.11.2010

34 Berufsverband der Frauenärzte e.V.: »Alarmierende Zunahme von Schwangerschaftsabbrüchen«, Pressemitteilung, 07.03.2018

35 DER SPIEGEL: »Das Unbehagen an der Pille«, 6/1977, S. 43–44

36 P. Karlson, M. Lüscher: »Pheromones: a new term for a class of biologically active substances.«, Nature 183: S. 55–56, 1959

37 V. Michelle Russell, James K. McNulty, Levi R. Baker, A. L. Meltzer: »The association between discontinuing hormonal contraceptives and wives' marital satisfaction depends on husbands' facial attractiveness«, PNAS November 17, 2014, 201414784

38 S. C. Roberts, L. M. Gosling, V. Carter, M. Petrie: »MHC-correlated odour preferences in humans and the use of oral contraceptives«, The Royal Society, 18. Juni 2008

39 Süddeutsche.de: »Die Pille fürs Kind«, 19. Mai 2010

40 G. Miller, J. Tybur, B. D. Jordan: »Ovulatory cycle effects on tip earnings by lapdancers: economic evidence for human estrus«, 2007, Evolution and Human Behavior, 28 (6), S. 375–381

41 N. Golluch: »Verrückte Forschung: 111 kuriose Hypothesen, Theorien und Experimente«, 1. Aufl., 2016, S. 194

42 European Society of Human Reproduction and Embryology: »Future reproductive lifespan may be lessened in oral contraceptive users: Lower measures of ovarian reserve.«, ScienceDaily, 1 July 2014.

43 Zeitschrift Frauenarzt: »Frauenarzt-Serie: Hormonsprechstunde – Sie fragen – Experten antworten«, 59 (2018), Nr. 1, S. 30–32

44 N. Petersen, L. Patihis, S. E. Nielsen: »Decreased susceptibility to false memories from misinformation in hormonal contraception users«, Journal Memory, Volume 23, 2015, Issue 7, 21. August 2014

45 L. Maier, M. Pruteanu, M. Kuhn, G. Zeller, A. Telzerow, E. E. Anderson, A. R. Brochado, K. C. Fernandez, H. Dose, H. Mori, K. Raosaheb Patil, P. Bork, A. Typas: »Extensive impact of non-antibiotic drugs on human gut bacteria«, Nature 555, S. 623–628, 29. März 2018

46 H. Khalili, L. M. Higuchi, A. N. Ananthakrishnan, J. M. Richter, D. Feskanich, C. S. Fuchs, A. T. Chan: »Oral contraceptives, reproductive factors and risk of inflammatory bowel disease«, Gut, 2013 Aug; 62(8): S. 1153–1159

47 M. Palmery, et al.: »Oral contraceptives and changes in nutritional requirements.«, Eur. Rev. Med. Pharmacol. Sci. 2013 Jul; 17(13): 1804–1813

48 Dr. med. K. Brogan, K. Loberg: »Die Wahrheit über weibliche Depression«, 4. Aufl., 2017, S. 36

49 ebd.

50 ebd., S. 7

51 ebd., S. 165

52 B. Seaman: »The Doctors' Case Against the Pill«, 1969/1995, S. 161

53 ebd., S. 162

54 C. Wessel Skovlund, MSc; L. Steinrud Mørch, PhD; L. Vedel Kessing, MD: »Association of Hormonal Contraception With Depression«, D. M. Sc., JAMA Psychiatry, 2016; 73(11): 1154–1162

55 C. Wessel Skovlund, MSc.; L. Steinrud Mørch, Ph. D., L. Vedel Kessing, D. M. Sc., T. Lange, Ph. D.; Ø. Lidegaard: »Association of Hormonal Contraception With Suicide Attempts and Suicides«, D. M. Sc., 17.11.2017

56 Siemens Betriebskrankenkasse, Studie: »Hormonelle Verhütung: Jede 10. Frau mit Depressionen«, Pressemitteilung, 04.10.2017

57 Frauenarzt: »Frauenarzt-Serie: Hormonsprechstunde – Sie fragen – Experten antworten«, 59 (2018), Nr. 1, S. 30–32

58 S. M. Wilson, et al.: »Oral contraceptive use: impact on folate, vitamin B_6, and vitamin B_{12} status«, Nutr Rev., 2011 Oct; 69(10): S. 572–583.

59 BILD der Frau, Online: »Die Pille würde heutzutage gar nicht mehr zugelassen«, 13.06.2018

60 J. Guillebaud, A. MacGregor: »Contraception– Your Questions Answered«, 7. Auflage, 2017, S.10

61 L. Speroff, P. D. Darney: »A Clinical Guide For Contraception« 5. Auflage, 2011, S. 5

62 E. Raith-Paula, P. Frank-Herrmann, G. Freundl, T. Strowitzki: »Natürliche Familienplanung heute – Modernes Zykluswissen für Beratung und Anwendung«, 5. Auflage, 2012, S. 166

63 J.Guillebaud, A. MacGregor: »Contraception – Your Questions Answered«, 7. Auflage, 2017, S. 11

64 ebd.

65 M. C. Koch, J. Lermann, N. van de Roemer, S. K. Renner, S. Burghaus, J. Hack, R. Dittrich, S. Kehl, P. G. Oppelt, T. Hildebrandt, C. C. Hack, U. G. Pöhls,S. P. Renner and F. C. Thiel: »Improving usability and pregnancy rates of a fertility monitor by an additional mobile application: results of a retrospective efficacy study of Daysy and DaysyView app«, Koch et al. Reproductive Health 2018

REGISTER

• • • • • • • • • • •

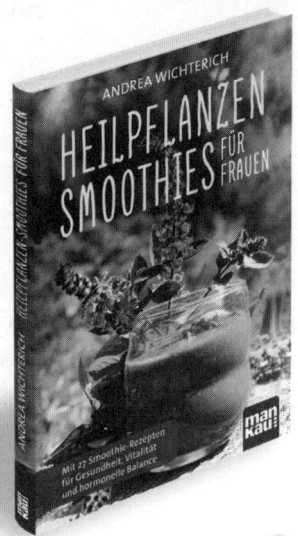

Andrea Wichterich

HEILPFLANZEN-SMOOTHIES FÜR FRAUEN

Mit 27 Smoothie-Rezepten für Gesundheit,
Vitalität und hormonelle Balance

15,95 € (D) / 16,40 € (A), ISBN 978-3-86374-326-0
Flexobroschur, durchgehend farbig, 159 Seiten

*„Dieses Buch ist eine absolute Bereicherung für Frauen in
allen Lebenslagen, die ihrem Körper etwas Gutes auf natur-
heilkundlicher Basis bieten möchten. Sehr anschaulich wird
die Zubereitung und die Wirkweise der Smoothies dargestellt.
Die Heilpflanzenkunde im zweiten Teil des Buches ist liebevoll
bebildert und ist äußerst hilfreich beim Sammeln der Kräuter."*
Bärbel Wolf, Deutsche Fibromyalgie-Vereinigung (DFV) e.V.

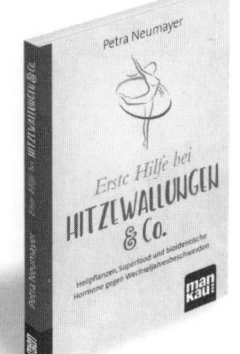

Petra Neumayer

ERSTE HILFE BEI HITZE-WALLUNGEN & CO. (KOMPAKT)

Heilpflanzen, Superfood und bioidentische Hormone
gegen Wechseljahresbeschwerden

8,99 € (D) / 9,20 € (A), ISBN 978-3-86374-435-9
Klappenbroschur, durchgehend farbig, 127 Seiten

*„Ein kleiner Ratgeber, voll gepackt mit hilfreichen Informatio-
nen, klar und übersichtlich aufgebaut und hübsch aufgemacht.
Fazit: außen klein, innen groß, ein fantastischer Ratgeber.
Absolut empfehlenswert!"*   Spirit live & Schirner Magazin

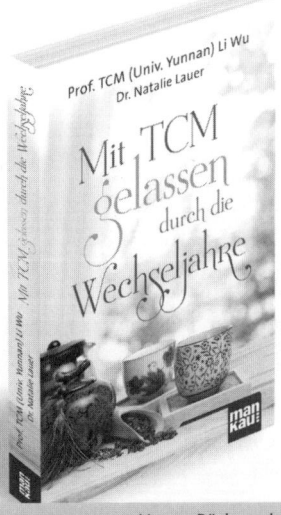

Prof. TCM Univ. Yunnan Li Wu / Dr. Natalie Lauer

MIT TCM GELASSEN DURCH DIE WECHSELJAHRE

15,95 € (D) / 16,40 € (A), ISBN 978-3-86374-465-6
Klappenbroschur, 239 Seiten

Die hormonellen Schwankungen während der Wechseljahre setzen viele Frauen unter enormen Leidensdruck.
Doch bedeutet dieser natürliche Prozess auch den Übergang in eine neue Lebensphase, die von den Chinesen
„Reise in den zweiten Frühling" genannt wird.
Dieser Ratgeber führt in die Grundlagen der chinesischen
Heilkunst ein und stellt ganzheitliche Therapiemaßnahmen
für die gezielte (Selbst-)Behandlung
typischer Symptome vor.